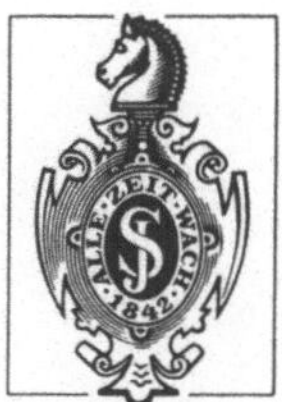

H.-G. Rechenberger

Kurzpsychotherapie in der ärztlichen Praxis

Zweite Auflage

Geleitwort von W. Th. Winkler

Springer-Verlag
Berlin Heidelberg New York
London Paris Tokyo

Professor Dr. Heinz-Günter Rechenberger
Klinik für Psychotherapie
Nettelbeckstraße 3, 4000 Düsseldorf 30

Die erste Auflage ist 1974 im J. F. Lehmanns Verlag, München, erschienen

ISBN-13: 978-3-540-17352-6   e-ISBN-13: 978-3-642-71749-9
DOI: 10.1007/978-3-642-71749-9

CIP-Kurztitelaufnahme der Deutschen Bibliothek
Rechenberger, Heinz-Günter: Kurzpsychotherapie in der ärztlichen Praxis /
H.-G. Rechenberger. Mit e. Geleitw. von W. Th. Winkler. – 2. Aufl. –
Berlin; Heidelberg; New York; London; Paris; Tokyo: Springer, 1987
1. Aufl. im Lehmanns-Verl., München

Gesamtherstellung: Fa. Ernst Kieser GmbH, Graphischer Betrieb, Neusäß
2119/3140-543210

Geleitwort

Bei einem nicht geringen Prozentsatz der den praktischen Arzt aufsuchenden Patienten liegen konfliktbedingte psychische Störungen vor, die sich zwar hinter körperlichen Beschwerden verbergen, aber doch diskret durch die Symptomatik und die verbalen und nonverbalen Äußerungen der Patienten hindurchschimmern. Bei diesen Patienten ist an sich eine psychotherapeutische Behandlung indiziert, nur fragt sich, wer die Psychotherapie durchführen kann und welche Methoden dafür in Betracht zu ziehen sind.

Den Allgemeinpraktikern fehlt meist die für eine gründliche Psychotherapie notwendige Zeit und teilweise auch das Rüstzeug. Andererseits bekommen die Allgemeinpraktiker neu erkrankte Patienten in der Regel als erste zu Gesicht und haben auch den besten Einblick in die Lebenssituation, die Familienverhältnisse und etwaige Konflikte der Patienten. Ihnen bietet sich also die Möglichkeit, bei neurotischen Störungen und psychosomatischen Krankheiten frühzeitig einzugreifen, bevor noch eine Chronifizierung eingetreten ist.

Da die Psychotherapie, die Psychosomatik, die medizinische Psychologie und die medizinische Soziologie erst kürzlich zu einem festen Bestandteil des Medizinstudiums geworden sind, sahen sich in der Vergangenheit die meisten niedergelassenen Ärzte erst nach Eröffnung ihrer Praxis und weitgehend unvorbereitet mit dem enormen Bedarf an Psychotherapie konfrontiert. Sie mußten sich durch Teilnahme an Fortbildungsveranstaltungen, Kongressen und Selbsterfahrungsgruppen nachträglich die nötigen Kenntnisse auf neurosenpsychologischem Gebiet und die für die Praxis brauchbaren psychotherapeutischen Methoden aneignen. Dabei erwiesen sich Balint-Gruppen als besonders hilfreich.

Die Psychotherapie, auch die Psychotherapie des Allgemeinpraktikers, sollte – wie das für die somatische Therapie selbstverständlich ist – nach Möglichkeit an den Ursachen der Erkrankung ansetzen und sich nicht in palliativen Maßnahmen erschöpfen. Das bedeutet, daß bei psychogenen Störungen nach Möglichkeit die ihnen zugrundeliegenden Konflikte durchgearbeitet werden sollten.

Von Herrn Rechenberger wird in der vorliegenden Monographie nun unter Angabe der Indikationen und Gegenindikationen eine für die Praxis des niedergelassenen Arztes geschaffene und wirklich praktikable Kurzpsychotherapie auf psychoanalytischer Basis beschrieben, die die Konfliktbearbeitung in einem zeitlich von vornherein begrenzten Rahmen gestattet. Da er selbst viele Jahre lang als Allgemeinpraktiker tätig war, bevor er eine Klinik für Psychotherapie eröffnete, sind ihm die Probleme der Allgemeinpraxis aus eigener Erfahrung bestens vertraut. Das Buch darf also als Hilfeleistung eines psychoanalytisch ausgebildeten Allgemeinpraktikers für seine niedergelassenen Kollegen verstanden werden. Damit erfüllt das Buch eine außerordentlich wichtige Aufgabe.

Ausdrücklich sei hervorgehoben, daß die Lektüre des Buches nicht nur den Allgemeinpraktikern, sondern auch den niedergelassenen Fachärzten aller Fachrichtungen empfohlen werden muß, weil sich Patienten mit psychogenen Störungen in den Wartezimmern aller Ärzte einfinden.

Gütersloh   *W. T. Winkler* †

Vorwort zur zweiten Auflage

Seit Erscheinen dieses Buches sind zahlreiche weitere Bücher, zumeist aus dem angelsächsischen Raum, erschienen, die sich mit Kurzpsychotherapie befassen. Genannt seien hier v. a. die Autoren Malan, Bellak, Engels und Schmale, Wolberg, Davanloo und der Schweizer D. Beck. Auch Referate in psychotherapeutischen Zeitschriften wie z. B. *Psyche, Zeitschrift für Psychotherapie und Psychosomatische Medizin* und *Praxis der Psychotherapie und Psychosomatik* sowie andere, auch nichtpsychotherapeutische Ärztezeitungen beschäftigen sich mit diesem Thema. Dabei schwankt die Benennung für die angewandte Methode. Während ursprünglich (so z. B. Cremerius 1951) unter Psychotherapie als Kurzbehandlung in der Sprechstunde noch alle Verfahren, die zeitlich nicht sehr aufwendig waren, aber mehr pragmatischen Charakter trugen, wie z. B. Hypnose und autogenes Training, unter diesem Begriff subsumiert wurden, und demzufolge im englischsprechenden Raum noch vor 10 Jahren unterschieden wurde zwischen „short term psychotherapy" und „brief psychotherapy", womit Verfahren benannt wurden, die auf tiefenpsychologischer bzw. psychoanalytischer Grundlage beruhen, hat in letzter Zeit wieder eine verwirrende Vielfalt von Benennungen eingesetzt. Im deutschen Sprachraum wird zumeist dem Begriff der Fokaltherapie der Vorzug gegeben, wenn auch einige (so z. B. Kutter 1984, S. 58 ff.) von verkürzter und vereinfachter Psychoanalyse sprechen.

Warum dann bei dieser Vielfalt der Autoren eine Neuauflage meines Buches?

Die meisten der vorliegenden Bücher, die sich mit Kurzpsychotherapie auf tiefenpsychologischer Grundlage beschäftigen, lesen sich wie Anleitungen für Analytiker in einer ausschließlich psychotherapeutischen Praxis. Sie sind oft für den niedergelassenen Arzt, der sich nicht als Psychotherapeut im engeren Sinne versteht, nur schwer verständlich und geben ihm auch keine Handlungsanleitung. (Es scheint so, als wenn manche Analytiker aus Furcht, etwas Falsches zu sagen und unter Beachtung ihrer aus dem therapeutischen Umgang mit dem Patienen gewohnten

Abstinenzregel Angst hätten, sich mit der Technik von Psychotherapie und Psychoanalyse zu befassen.) Noch immer ist, zumindest bei einigen, die Meinung verbreitet, daß Kurzpsychotherapie allein von voll ausgebildeten Psychoanalytikern, und dann auch erst nach jahrelanger Ausübung der Psychoanalyse im engeren Sinne effizient ausgeübt werden kann. Daß ich nicht dieser Meinung bin, habe ich bereits in der 1. Auflage des vorliegenden Buches dargelegt. Inzwischen ist in zahlreichen Kursen und Seminaren, so z. B. in Lindau, Lübeck, Aachen, Langeoog, Bad Gastein und an anderen Orten nicht nur das Interesse an einer Kurzpsychotherapie auf tiefenpsychologischer Grundlage gewachsen (erkennbar an den steigenden Teilnehmerzahlen und der Bitte um Einrichtung weiterer entsprechender Kurse und Seminare), sondern auch die Rückmeldung derjenigen Seminarteilnehmer, die später selbst in ihrer Praxis Kurzpsychotherapie angewendet haben. Sie ermunterten mich, eine Neuauflage meines Buches vorzubereiten. Dabei möchte ich noch einmal ganz deutlich sagen, daß mich als Arzt Symptombefreiung und Beschwerdefreiheit durchaus interessieren. Den manchmal gehörten Vorwurf der Übertragungsheilung und der befürchteten Symptomverschiebung, die ich übrigens nur sehr selten gesehen habe, nehme ich dabei in Kauf.

Dieses Buch ist aus der Praxis, aus der ich komme (niedergelassen als Allgemeinarzt von 1948 bis 1970 am linken Niederrhein) und für die Praxis geschrieben, auch wenn ich nach Rückkehr an die Universität und Übernahme einer Klinik für Psychotherapie mich mit anderen Aufgaben beschäftigt habe, als sie eine Allgemeinpraxis stellt. Dabei habe ich versucht, die Erkenntnisse und Techniken in diese Ausgabe einzubauen, die sich mir in zahlreichen Gesprächen mit Kollegen im In- und Ausland als hilfreich und effizient erwiesen haben.

Besonders danken möchte ich L. Wolberg und seiner Frau, mit denen ich in Malmö (Schweden), Herrn Malan und Herrn Davanloo, mit denen ich in St. Ragaz (Schweiz) zusammengesessen und über Kurztherapie diskutiert habe. Auch die abendlichen Gespräche mit den Teilnehmern meiner Kurse und Seminare waren Veranlassung, manches neu zu überdenken, auszuprobieren und in dieses Buch zu integrieren. Ich hoffe, daß sich auch diese 2. Auflage, v. a. beim niedergelassenen Arzt in der Praxis, bewähren wird.

H.-G. Rechenberger

Vorwort zur ersten Auflage

Dieses Buch ist aus der Praxis für die Praxis der Alltagsmedizin geschrieben. Solange dem Heer der psychisch Gestörten nur eine verschwindend kleine Zahl gut ausgebildeter Analytiker gegenübersteht, ist es m. E. eine Utopie, zu fordern, Psychotherapie allein in Form der klassischen Analyse anzuwenden. Allzuviele Ärzte haben jetzt und in absehbarer Zeit gar keine Möglichkeit, eine regelrechte analytische Ausbildung zu durchlaufen. Aber auch deren Patienten bedürfen der medizinisch-psychologischen Behandlung!

Die Gedanken zu diesem Buch sind mir auf verschiedene Weise gekommen. Einmal habe ich, ehe ich eine Klinik für Psychotherapie übernahm, versucht, meine durch analytische Ausbildung gewonnene analytische Einstellung auch außerhalb meiner Langstreckenpatienten möglichst vielen Patienten meiner Allgemeinpraxis zugute kommen zu lassen. In der Übersetzung des analytischen Wissens in die Allgemeinmedizin hoffe ich, Erfahrungen gesammelt zu haben. Zum anderen bin ich in den letzten 10 Jahren in mehreren Ärzteseminaren um Vermittlung analytischen Wissens in gekürzter Form angegangen worden. Schließlich war es die Resonanz eines Lindauer Kurses über Kurzpsychotherapie, die mich ermutigt, meine Überlegungen niederzuschreiben. Den letzten Anstoß hat freilich der Verlag gegeben, indem er mich aufforderte, meine Gedanken schriftlich niederzulegen.

Dieses Buch wurde mit gemischten Gefühlen geschrieben. Gern wollte ich den Kollegen der Praxis helfen. Aber laufe ich dabei nicht Gefahr, die analytische Einstellung zu verwässern? Ich stand vor einem Problem, das sich ungefähr folgendermaßen verdeutlichen läßt: *Auch vor Entdeckung des Insulins waren wir Ärzte gehalten, unsere Diabetiker zu versorgen. Das geschah jedoch damals vorwiegend mit diätetischen Maßnahmen. Nun haben wir zwar heute, übertragen auf die Situation der psychisch Gestörten, endlich Insulin, aber wir haben noch nicht genügend Ärzte, die es anzuwenden wissen. Sollen inzwischen alle Diabetiker unversorgt bleiben?* Ich hoffe, jeder versteht mein Dilemma.

Ich wünsche, daß eines Tages sich dieses Buch (und alle ähnlichen) von selbst erübrigen. Dann nämlich, wenn die Erkenntnisse von Freud Allgemeingut aller Ärzte geworden sein werden. Bis dahin freilich, so hoffe ich, wird dieses Buch dem einen oder anderen im Praxisalltag Hilfe geben können, seine Patienten und im Feld mit ihnen sich selbst besser zu verstehen.

H.-G. Rechenberger

Inhaltsverzeichnis

1 Zur Notwendigkeit einer Kurzpsychotherapie

Noch immer ist es der Weltgesundheitsorganisation nicht gelungen, den Begriff Gesundheit zu definieren. Viel weniger wissen wir, was Krankheit ist. Fragen wir einen Anatom, einen Pathologen, einen Internisten oder einen Allgemeinpraktiker nach seiner Meinung, so werden wir jeweils unterschiedliche Antworten erhalten. Und doch sehen wir Ärzte in der Praxis uns tagtäglich dem Phänomen Krankheit gegenüber, das es zu behandeln gilt. Bei dem Versuch, uns diesem Phänomen zu nähern, kann uns vielleicht die Kenntnis der subjektiven Erlebnisweise desjenigen hilfreich sein, der damit lebt. Wir lassen deshalb ganz bewußt den Krankheitsbegriff der Naturwissenschaft außer acht und wenden uns dem Bereich des Erlebens und Sichverhaltens zu. Störungen des Erlebens und des Sichverhaltens sind es also in erster Linie, die wir mit Psychotherapie behandeln wollen. Dabei bleibt offen, ob diese Störungen zu Veränderungen des Soma oder der Psyche geführt haben, da diese Störungen sowohl zu körperlichen Leidenszuständen, etwa im Sinne der psychosomatischen oder somatopsychischen Krankheiten oder auch zu psychischen Leiden wie z. B. zu Neurosen führen können.

Gegenstand unserer Behandlung ist also zumeist eine Störung im Bereich des Erlebens und Sichverhaltens bei einem Menschen, der eingebunden ist in eine biopsychosoziale Realität. Unser therapeutisches Handeln, das wir Psychotherapie nennen, ist dabei (nach Strotzka) „ein bewußter und geplanter interaktioneller Prozeß zur Beeinflussung von Verhaltensstörungen und Leidenszuständen, die in einem Konsensus (möglichst zwischen Patient, Therapeut und Bezugsgruppe) für behandlungsdürftig gehalten werden, mit psychologischen Mitteln (durch Kommunikation) meist verbal, aber auch averbal in Richtung auf ein definiertes, nach Möglichkeit gemeinsam erarbeitetes Ziel (Symptomminimalisierung und/oder Strukturänderung der Persönlichkeit mittels lehrbarer Techniken auf der Basis einer Theorie des normalen und pathologischen Verhaltens)". Strotzka schreibt weiter: „In der Regel ist dazu eine tragfähige emotionale Bindung notwendig."

Das Interesse an einer derart definierten Psychotherapie hat in den letzten Jahrzehnten ständig zugenommen. Wurde früher die Psychologie im Bereich des ärztlichen Handelns nebenher und ohne systematische Anleitung betrieben, so ist dies zumindest seit Freud und der Einführung der Psychoanalyse nicht mehr vertretbar. Die Psychotherapie ist wissenschaftsfähig geworden. Folglich ist eine Ausbildung auch in diesem Fach erforderlich. Es ist zu begrüßen, daß seit 1970 Psychotherapie und Psychosomatik in die Approbationsordnung aufgenommen worden sind und daher auch an den Universitäten als Pflichtfächer gelehrt werden. Allerdings findet die Weiterbildung zu den Zusatzbezeichnungen „Psychotherapie" und „Psychoanalyse" nur zum kleinen Teil in Kliniken statt, die oft den Lehrstühlen für psychosomatische Medizin und Psychotherapie angeschlossen sind. Größtenteils geschieht die Weiterbildung zum Psychoanalytiker im engeren Sinne durch Institute der Fachgesellschaften DPV und DPG. Die dort weitergebildeten Ärzte gehen zumeist der praktischen Medizin verloren. In dem Bemühen, auch dem Allgemeinarzt und dem niedergelassenen Facharzt Anleitungen zur Psychotherapieausübung zu geben, haben sich besonders bei den Fortbildungsveranstaltungen in Aachen, Lindau, Langeoog und Lübeck praxiserfahrene Psychotherapeuten hervorgetan. Leider bestehen noch immer Extremauffassungen. Manche meinen, nur eine Aus- und Weiterbildung zum Vollanalytiker garantiere wirksame Psychotherapie. Andere wieder halten das Erlernen von pragmatischen Methoden für ausreichend, um den Bedürfnissen der täglichen Praxis zu genügen. Es klafft eine erhebliche Lücke zwischen diesen divergierenden Auffassungen, die zur Folge haben, daß Analytiker mit Wartelisten und 400–600 Behandlungsstunden pro Fall und nur wenigen Patienten Kollegen gegenüberstehen, die nach relativ kurzer Anleitung sich in ihrer Praxis pragmatischer Methoden wie Hypnose, autogenem Training (AT) und ähnlichen Suggestivverfahren bedienen. Um diese Lücke zu schließen, sind Versuche unternommen worden, Kurzverfahren auf der Basis des analytischen Wissens einzuführen. Die Bemühungen um diese Kurzverfahren für die tägliche Praxis sind heute noch nicht abgeschlossen. Dennoch zeichnen sich bestimmte Richtungen ab. Für die Anwendung von Kurzverfahren auf analytischer Grundlage vertreten manche Institutionen und Lehranalytiker die Auffassung, daß erst und allein die jahrelange Beschäftigung mit der Einzelanalyse in vielen hundert Stunden das Rüstzeug schafft, um kurzpsychotherapeutisch tätig werden zu können. Andererseits ist aus Gründen, die später noch zu erörtern sein werden, eine große Zahl von Kollegen gezwungen, analytisch orientierte Kurzpsychotherapie auszuüben, ohne vorher eine Vollausbildung erhalten und mehrjährige Erfahrung in der Psychoanalyse gesammelt zu haben, so wünschenswert das an und für sich auch wäre. Die Zielsetzung für Kurzpsychotherapie wird auch aus diesen Gründen wesentlich bescheidener sein müssen als bei der Handhabung der großen psychoanalytischen Kur.

In der täglichen Praxis und unter dem Druck der Versicherungsinstitutionen ist entgegen andersartigen Lippenbekenntnissen der Arzt sehr oft an Symptombeseitigung und Beschwerdefreiheit beim Patienten interessiert. Daneben kann eine Umstrukturierung der Persönlichkeit des Patienten auch mit kürzeren Methoden, als sie die Psychoanalyse im engeren Sinne darstellt, zumindest angeregt werden, wenn gewisse, noch zu erörternde Bedingungen eingehalten werden. Die Behandlung der täglichen, in der Praxis anfallenden Beschwerdebilder – soweit diese auf seelische Störungen beruhen oder dadurch mitbedingt sind – ist mittels einer Kurzpsychotherapie in vielen Fällen möglich.

Es können die äußeren Lebensumstände des Patienten sein, die den Arzt zwingen, von der Einleitung einer psychoanalytischen Kur im engeren Sinne Abstand zu nehmen. Beispielsweise kann der Grund hierfür sein, daß die Wohnung des Patienten zu weit vom Arbeitsplatz des Therapeuten entfernt liegt. Mancher Patient will und kann seine Arbeit nicht unterbrechen oder ist häufig beruflich unterwegs. Auch kann es sein, daß das fehlende Verständnis der Umgebung des Patienten die Durchführung einer eingehenden Analyse mit wöchentlich mehrmaligen Behandlungsstunden unmöglich macht. Natürlich müssen wir überlegen, ob diese äußeren Umstände echte Realitätshindernisse sind oder ob sie von dem Patienten nur vorgeschoben werden, um seinen Widerstand gegen eine analytische Behandlung zu verschleiern. Wir sollten die Möglichkeit eines getarnten Widerstands von Anfang an im Auge behalten. Wenn wir diesen übersehen, wird der Patient mit hoher Wahrscheinlichkeit auch später eine Kurzbehandlung erschweren. Aber natürlich müssen auch wir als Therapeuten anerkennen, daß es reale Gründe dafür gibt, die die Durchführung einer an sich indizierten Analyse ausschließen. Ein weiterer Grund, der uns dazu bewegt, Kurzpsychotherapie auszuüben, liegt im Mangel an ausgebildeten Analytikern. Dieser Mangel ist zur Zeit eine Realität und wird es in absehbarer Zeit auch bleiben. Es wird geschätzt, daß derzeit (1986) in der BRD nicht mehr als 1200 ausgebildete Analytiker, Ärzte und Diplompsychologen für die Therapie zur Verfügung stehen. Diesen 1200 Psychoanalytikern steht ein Heer von psychotherapiebedürftigen Patienten gegenüber. Es gibt jedoch nur wenige Untersuchungen darüber, wie groß deren Zahl ist. Jedoch wird vermutet, daß ca. ein bis zwei Drittel aller Patienten, die den Arzt aufsuchen, psychische Störungen aufweisen. Aus der Diskrepanz zwischen Bedarf und Angebot an Psychotherapie erwächst die Notwendigkeit, nach Formen zu suchen, diesem Mißverhältnis zu begegnen. Wurde in der Vergangenheit oftmals allein mit pragmatischen Methoden der großen Zahl der psychisch Gestörten begegnet, so ist es heute wünschenswert, einer größeren Zahl psychisch Hilfsbedürftiger die Erkenntnisse der Psychoanalyse zugute kommen zu lassen. Eine Kurzpsychotherapie auf analytischer bzw. tiefenpsychologischer Basis kann dabei mithelfen.

Wurde eine Kurzpsychotherapie bisher wegen der äußeren Lebensumstände des Patienten und wegen des Mangels an Therapeuten postuliert, so gibt es auch seelische Störungen, in denen sich die Kurzpsychotherapie als Behandlung der Wahl erweist. Das gilt v. a. für die zahlreichen Fälle von vegetativen Fehlsteuerungen und für neurotische Symptome, die noch nicht allzu lang bestehen. Mir hatte sich bei der Indikationsstellung zur Kurzpsychotherapie empfohlen, nicht auf besondere Krankheitsbilder, Störungen oder Leidenszustände abzuheben, sondern von der Abgrenzbarkeit des jetzigen gegenüber einem vorherigen, als „gesund" bezeichneten subjektiven Befindlichkeitszustand abzuheben. Mit anderen Worten: Kann eine auslösende Situation im Sinn einer Versuchungs- oder Versagungssituation herausgearbeitet werden, so ist die Wahrscheinlichkeit, daß *diesem* Patienten mittels Kurzpsychotherapie geholfen werden kann, zumindest sehr groß (über die Herausarbeitung der auslösenden Situation später mehr). Dabei müssen wir uns natürlich darüber klar sein, daß, neben der Abgrenzbarkeit des jetzigen Zustandes gegenüber früher auch Vorbedingungen im Patienten gegeben sein müssen, damit Kurzpsychotherapie erfolgreich angewendet werden kann. Diese Voraussetzungen werden wir unter dem Begriff des Arbeitsbündnisses besprechen müssen.

2 Die praktische Arbeit

2.1 Voraussetzungen beim Arzt

Eine analytische Weiterbildung ist die beste Voraussetzung für die Ausübung von Kurzpsychotherapie auf analytischer Basis. Bei Beschreibung von kurzpsychotherapeutischen Maßnahmen werden Kenntnisse der Analyse und Erfahrung im Umgang mit ihr meist vorausgesetzt. Auf diesen Voraussetzungen beruhen viele der z. Z. vorliegenden Bücher über Kurzpsychotherapie. Leider haben viele Kollegen weder Zeit noch Möglichkeit, eine solche Weiterbildung zu durchlaufen. Erst im Laufe ihres Berufslebens, zumeist nach 3–5 Jahren, stellen viele Kollegen fest, daß die ausschließliche Beschäftigung mit naturwissenschaftlichen Grundlagen keine ausreichende Hilfe bietet, Patienten in ihrem Kranksein zu verstehen und effizient zu behandeln. Auch scheint aufgrund verschiedener Untersuchungen festzustehen, daß ein bis zwei Drittel aller Patienten, die den Arzt aufsuchen, sich nicht in die gängigen wissenschaftlichen Kategorien einordnen lassen. Diese werden dann meist mit Verlegenheitsdiagnosen wie „vegetative Dystonie", „neurozirkulatorische Dystonie Schleicher-Hochrhein", „funktionelle Störungen" u. ä. belegt. Der niedergelassene Arzt sucht dann nach neuen Wegen, um auch diesen Kranken zu helfen. In diesem Bemühen, seine Patienten zu verstehen, stößt der Arzt auf eine psychologische Barriere: Arzt und Patient sprechen verschiedene Sprachen, obwohl sie sich dessen nicht bewußt werden. Oft passiert es, daß der Arzt seine negativen Befunde dem Patienten mit steigendem Unwillen immer wieder neu erklärt, während der Patient an seinen Beschwerden festhält. Zwischen beiden kommt Ärger auf. Damit ist die Möglichkeit eines beiderseitigen Verständnisses verbaut. Vielleicht wechselt der Patient auch den Arzt, nur weil der Erstuntersucher es nicht verstanden hat, dem Patienten zu helfen, zu erkennen, daß seine Klagen ihre Ursache möglicherweise im psychischen Bereich haben. Manche Ärzte freilich versuchen mit einer Art „Common-sense-Psychologie" (z. B. mit den Worten: „Das wird schon wieder werden" oder mit dem Hinweis, so schlimm sei das alles nicht) dem Patienten eine Brücke zu bauen, v. a. aber, so scheint es, um sich nicht selbst ihre eigene Unfähigkeit eingestehen zu müssen. Dabei hat die Psychologie schon vor jeder wissenschaftsfähigen Psychotherapie versucht, dem Arzt Hilfestellung zu geben; meist geschah das mit Testbatterien und mit Untersuchungsmethoden, die ebenfalls bemüht waren, das Subjekt „Patient" zu objektivieren, diesmal allerdings aus psychologischer Sicht.

Erst mit dem Aufkommen der Psychoanalyse ist das Subjekt in seinen Beziehungen zu anderen Subjekten gesehen worden. Wir haben seit Freud und Balint gelernt, auf die Interaktionen zwischen Arzt und Patient als auf die zwischen 2 Subjekten zu achten. In jeder Begegnung geschieht stets mehr als nur ein Austausch von Worten und Informationen. Es stellt sich vielmehr eine Situation ein, die auch von den emotionalen Erwartungen und Bedürfnissen der beiden Beteiligten getragen wird. In diesem Spannungsfeld bedingt eines das andere. Aus Rücksicht auf uns versuchen Patienten oft, ihre Klagen mit Ausdrücken zu schildern, von denen sie annehmen, daß wir sie hören wollen. Sie sagen also beispielsweise nicht, mein Herz tut mir weh, sondern sie sprechen von Herzkranzgefäßverengung, so als könnten sie „Herzkranzgefäßverengung" subjektiv erleben. Der Arzt aber kann oftmals diese Schilderungen nicht zu seinen objektiv negativen Befunden in Beziehung setzen.

Um diese Sprachverwirrung zu mildern, empfiehlt es sich, dem Patienten nahezulegen, seine Beschwerden subjektiv mitzuteilen und auf alle wissenschaftlichen Ausdrücke zu verzichten. Er möge doch seine Klagen so vorbringen, wie er sie erlebt. Im Zustand der Verständigungsbereitschaft auf beiden Seiten erkennt der Arzt, daß auch Befindlichkeitsstörungen ohne objektivierbaren Befund der Behandlung bedürfen. Er fängt dann an, sich für die Psyche seiner Patienten zu interessieren. Unbemerkt und unbewußt geht er dabei in gleicher Weise vor, wie er es von der naturwissenschaftlichen Medizin gelernt hat, d. h. er versucht, auch das Subjekt zu objektivieren. Wieder wird etwas objektiviert, diesmal zwar nicht die Krankheit als sog. Fall, sondern der Patient als Individuum. Vielleicht interessiert sich der Arzt zu dieser Zeit für die biographische Anamnese seines Patienten oder er meint Kausalzusammenhänge zwischen akutem Verhalten und lebensgeschichtlichen Störmomenten feststellen zu können. Immer aber betrachtet er zu diesem Zeitpunkt noch den Patienten als etwas Gesondertes, Vereinzeltes. Der Arzt glaubt dann, neue Methoden erlernen zu müssen, um dieses kranke Subjekt zu behandeln.

So finden die meisten Ärzte über bestimmte *Methoden* zur Psychotherapie hin. Es ist auffällig, daß nahezu alle Therapeuten sich zunächst mit AT und Hypnose beschäftigen, wenn sie sich um die Psyche ihrer Patienten erstmals kümmern. Zu jener Zeit will der Arzt sich selbst noch kaum als Arznei verstanden wissen und kann (selbst unanalysiert) seine eigenen Omnipotenzvorstellungen nicht erkennen. Erst nach einiger Zeit der Beschäftigung mit diesen Methoden, meist im Verlauf von weiteren 3–5 Jahren, registriert der Arzt, daß im Umgang mit dem Patienten die Eigenart seiner Persönlichkeit Bedeutung hat.

Der Arzt merkt dann, daß er durch sein Sosein die Untersuchungssituation verändert. Wie aber erfährt er etwas über seine Eigenarten, die sein Sosein bedingen? Mit vielen anderen glaube ich, daß die beste Methode, um über sich selbst etwas zu erfahren, die Lehranalyse ist. Sie gibt die Sicherheit, die eigenen blinden Flecke, Behinderungen, Erwartungen, Täuschungsmöglichkeiten und damit Verfälschungen im Untersuchungsprozeß bei der Aufnahme der Beschwerden des Patienten und auch später bei der Behandlung von Krankheiten kennenzulernen. Aber nicht immer wird das Optimum einer Lehranalyse zu erreichen sein. In Fällen, wo die Absolvierung einer Lehranalyse nicht möglich ist, können Balint-Gruppen hilfreich sein. (Bei den nach dem englischen Psychiater und Psychoanalytiker Balint benannten Gruppen handelt es sich um Fallbesprechungsseminare auf psychologischer Ebene). Jeder beteiligte Arzt meint dabei zunächst, er bespreche ausschließlich Probleme seiner Patienten. Er erfährt aber bald, wie die Interpretation und Rückübersetzung seiner Fälle verbunden ist mit seiner persönlichen Problematik. Solche Balint-Gruppen tagen in den meisten Großstädten unter der Supervision von erfahrenen Psychoanalytikern. In ihnen kommen 10–15 Kollegen regelmäßig wöchentlich oder alle 14 Tage zusammen. Dabei lernen die beteiligten Ärzte über den Umweg der Interpretation von Patientenproblemen sehr viel auch über sich selbst. Dort, wo zur Zeit solche Balint-Seminare noch nicht existieren, sollten sich an psychologischen Fragen interessierte Kollegen zusammenschließen und versuchen, einen Psychoanalytiker für die Supervision in einer Balint-Gruppe zu gewinnen. Ich meine, es gibt innerhalb der Medizin kein Fach, in dem Einzelgängertum, das leicht in sektiererhaftes Unwesen ausartet, so schädlich ist wie auf dem Gebiet der Psychotherapie. Erst im Umgang mit gleichgesinnten Kollegen unter der Supervision eines Erfahrenen wird die eigene Problematik deutlich, und die blinden Flecke werden kleiner.

Neben den sog. Balint-Gruppen existieren Selbsterfahrungsgruppen, die teilweise fraktioniert tagen und vielen Ärzten geholfen haben, mehr über sich selbst zu erfahren. Jeder an psychologischen Fragen interessierte Kollege sollte nach Möglichkeit versuchen, an Balint-Seminaren und Selbsterfahrungsgruppen teilzunehmen![1]

Von der Möglichkeit der Einzelfallbesprechung mit erfahrenen Analytikern kann ebenfalls Gebrauch gemacht werden. Manchmal wird es möglich sein, diese Fallbesprechungen in Gruppen durchzuführen.

Selbst ein eingehendes Studium der Literatur, die sich mit Psychotherapie auf analytischer Ebene beschäftigt, kann die erforderliche Supervision nicht ersetzen. Die analytische Grundeinstellung ist nicht allein aus Büchern erlernbar, denn sie entzieht sich teilweise der Wiedergabemöglichkeit. Sie kann nur im Umgang mit der Methode geübt, gelehrt, kontrolliert und schließlich auch begriffen werden. Die Forderung nach Supervision gilt auch für die Kurzpsychotherapie, soweit sich diese als analytisch orientiert versteht. Ohne die dazugehörige Supervision ist jedes Erlernen psychoanalytischer Methoden, auch einer Kurzpsychotherapie auf analytischer Grundlage, unvollständig. Insofern muß auch das Studium dieses Buches ergänzt werden durch kontrollierte Fallbehandlungen. Erst durch längeres Üben unter Supervision wird es möglich sein, frei zu verstehen, was gemeint ist, wenn von Kurzpsychotherapie die Rede ist. Selbst dann, wenn der Arzt das Stadium des Lernens längst verlassen hat und sich an die entsprechende Kurzpsychotherapieausübung heranwagt, ist es ratsam, diese Supervision beizubehalten oder zumindest von Zeit zu Zeit einige Fälle kontrollieren zu lassen. Den Gewinn haben nicht nur unsere Patienten, sondern auch wir. Jeder Arzt lernt dabei sehr viel über sich und seine möglichen Einengungen.

---

[1] Der BPA (Berufsverband der praktischen Ärzte und Ärzte für Allgemeinmedizin) bietet z. B. in seinem Institut für Psychotherapie und Psychosomatik entsprechende Weiterbildung für *alle* Ärzte an.

2.2 Der Wechsel vom Körper zur Seele

Die meisten Menschen kommen zum Arzt mit der Vorstellung, ihre Beschwerden seien körperlich begründet, und auch der Arzt ist infolge seiner überwiegend naturwissenschaftlichen Ausbildung zunächst geneigt, die Klagen des Patienten auf eine körperliche Veränderung zurückzuführen. Er untersucht deshalb den Patienten körperlich. Unser Wissen vom Menschen ist eben nun einmal vorwiegend durch unsere Sinne bestimmt und leiborientiert. Was aber, wenn der Arzt bei dieser körperlichen Untersuchung keinen Befund erheben kann und der Kranke bei seinen Klagen bleibt? Müssen wir ihn deshalb als Simulanten bezeichnen? Bei der Diskrepanz zwischen ärztlichem (negativem) Untersuchungsbefund und den Schilderungen des Patienten, die sich mit seinen Befindlichkeitsstörungen befassen, wird oft übersehen, daß körperlicher Befund und subjektives Beschwerdebild nicht unbedingt aufeinander zu beziehen sind. Vielmehr sollte bei negativem körperlichen Untersuchungsbefund und ausbleibender Beruhigung des Patienten nach der Schilderung des sog. „o. B.-Ergebnisses" der Untersucher in vorsichtiger Weise *gemeinsam* mit dem Patienten überlegen, ob eine psychische Ursache für seine Beschwerden vorliegen könnte.

Dieses ist der 1. Weg, auf dem ein Arzt sich veranlaßt sehen könnte, nach der körperlichen Untersuchung nun auch eine seelische Bestandsaufnahme vorzunehmen. Der 2. Weg ergibt sich immer dann, wenn der Patient beim körperlichen Untersuchungsgang „para" redet. Ich meine damit, daß der Kranke die Untersuchungen des Arztes mit Worten kommentiert, die nicht unmittelbar mit den Handlungen des Arztes zu tun haben, so also, wenn er sagt: „Ach, Sie wissen schon, Herr Doktor" oder aber „Na, und überhaupt" oder „Geht es Ihnen nicht manchmal auch so, Herr Doktor?" u. ä. In diesen Worten steckt oft der Versuch, über den Informationsgehalt der Worte hinaus eine Beziehung zum Arzt anzuknüpfen, die über das sachlich Objektivierende hinausgeht. Manchmal ist es auch das seltsame und inadäquate Verhalten des Kranken, das dem Arzt einen Hinweis dafür gibt, daß es bei negativem Untersuchungsbefund ratsam ist, sich der Psyche des Kranken zuzuwenden. Nur in sehr seltenen Fällen – und vielleicht auch zumeist nur beim Nervenarzt – erscheinen Patienten und schildern uns in der Erstbegegnung seelische Nöte, psychische Symptome oder belastende Probleme. Wir sollten daran denken, daß alles Kranksein – welche Vorstellung von Krankheit wir auch immer haben – durch das subjektive Erleben des Kranken gestaltet, mitgestaltet oder manchmal sogar ausgelöst wird. Nicht immer allerdings wird der Kranke bei der 1. Mitteilung des negativen körperlichen Untersuchungsbefundes bereit sein, von der körperlichen auf die psychische Ebene überzuwechseln. Möglicherweise wird er einen 2. und 3. Arzt aufsuchen in der Hoffnung, daß dieser dann dennoch einen körperlichen Befund erhebt und etwas von der Norm Abweichendes feststellt. Besser freilich ist es für beide, für Patient und Arzt, wenn es dem erstuntersuchenden Arzt gelingt, die Mitteilungen des negativen körperlichen Untersuchungsbefundes mit dem Hinweis zu verbinden, daß er dennoch die Beschwerden des Patienten ernst nimmt. Vielleicht bleibt der Patient dann bei dem Erstuntersucher. Oftmals muß dann der Arzt zur Symptomminderung zu einem Psychopharmakon greifen in der Hoffnung, daß, wie Balint es ausgedrückt hat, das Rezept ein Vehikel ist zur Aufrechterhaltung der Beziehung zwischen Patient und Arzt. Bei späteren Kontakten zwischen beiden soll dann erneut der Versuch gemacht werden, von der körperlichen auf die seelische Ebene überzuwechseln, wenn die Beziehung zwischen Patient und Arzt auch auf der emotionalen Ebene gefestigt ist.

2.3 Die Auswahl der Patienten

Die meisten unserer Patienten bieten uns zunächst körperliche Symptome an, weil sie annehmen, daß wir in erster Linie Ärzte für körperliche Krankheiten seien. Sie versuchen, uns Beschwerden als „Leibbeschwerden" zu schildern. Oft können Patienten sich auch gar nichts anderes vorstellen, als daß ihre Krankheiten körperliche Ursachen haben. Die Medizin – auch im Rahmen der Psychiatrie – hat die Patienten in dieser Annahme bestärkt. Viele Ärzte vertreten infolge ihrer naturwissenschaftlich orientierten Ausbildung die gleiche Auffassung wie ihre Patienten. Finden sie kein körperliches Korrelat zu den geklagten Beschwerden und kann eine Geisteskrankheit ausgeschlossen werden, so bleibt bei dieser Auffassung nur die Annahme des Vorliegens einer „Psychopathie" übrig. Dieser, auch von den Ärzten abwertend begriffene Ausdruck „Psychopathie", um den der Patient weiß, zwingt heute noch viele Kranke, nach körperlichen Ursachen für ihre Beschwerden zu suchen.

Haben wir, weil kein körperlich objektivierbarer, krankhafter Befund vorliegt oder weil eine psychische Störung evident ist, Grund zu der Annahme, daß eine psychotherapeutische Behandlung indiziert ist, so müssen wir zunächst versuchen, die somatischen Klagen des Patienten ins Psychische zu übersetzen. Das kann geschehen, indem leib-seelische Zusammenhänge mit einfachen Worten verdeutlicht werden. Dabei sagen wir etwa „Manchen Menschen wird schon bei der Schilderung eines Unfalls nur vom Zuhören schlecht". Diese Tatsache ist ein deutliches Beispiel dafür, wie Vorstellungen, nämlich z. B. die Vorstellung eines Unfalls, geeignet sind, körperliche Veränderungen, wie gesteigerte Magensaftproduktion, Würgereflex und schließlich sogar Erbrechen hervorzurufen. Oder es kann darauf hingewiesen werden, daß bei manchen Menschen bereits die Vorstellung einer Prüfungssituation genügt, um Schweißausbruch und erhöhten Blutdruck sowie schnelleren Herzschlag auszulösen. Ich ergänze diese Beispiele gerne dadurch, daß ich darauf hinweise, daß Kinder, die Märchen hören, vergrößerte Pupillen haben, eine schnellere Atmung und einen beschleunigten Puls, also körperliche Veränderungen aufweisen. Viele Patienten sind in der Lage, solche Zusammenhänge zu sehen.

Anschließend an diese Beispiele soll gefragt werden, ob der Patient sich vorstellen könne, daß auch seine Beschwerden eine seelische Ursache haben. Die Reaktion des Patienten auf diese Überlegungen ist wichtig für die Prognose jeglicher Psychotherapie. Manche Patienten halten an ihrer Auffassung fest, sie seien körperlich krank. Zu dieser Zeit und in diesem Stadium ist dann von einer Psychotherapie, auch von einer Kurzpsychotherapie, abzuraten. Wo jedoch die Bereitschaft besteht, von der somatischen Ebene auf die psychische überzuwechseln, kann eine Kurzpsychotherapie mit Aussicht auf Erfolg begonnen werden.

Es muß außerdem ein ausreichender Leidensdruck vorhanden sein. Manchmal suchen uns Patienten auf, die lediglich durch ihre Angehörigen zum Arztbesuch motiviert werden. Alkoholabhängige oder Drogenkranke etwa gehen der Freundin oder Ehefrau zuliebe oder weil es der Vorgesetzte vorgeschlagen hat zum Arzt; es fehlt jedoch der eigentliche Leidensdruck. Deshalb ist dann auch kaum anzunehmen, daß diese Patienten die Belastung einer Psychotherapie auf sich nehmen werden. (Psychotherapie ist *immer* mit erheblichen Belastungen verbunden, was manche Patienten auch zu wissen scheinen und schon daher einen erheblichen Widerstand gegen jegliche Psychotherapie aufbauen.) Fehlender Leidensdruck erschwert die Therapie ganz erheblich oder macht sie sogar unmöglich, weshalb es viele Therapeuten ablehnen, vom Gericht überwiesene Straftäter zu behandeln.

Auch auf seiten des Arztes muß Behandlungsbereitschaft bei der Übernahme einer Kurzpsychotherapie bestehen. Das klingt selbstverständlich, ist es aber nicht. Manchmal meint der Arzt, zu einer Psychotherapie verpflichtet zu sein, z. B. weil der Patient es wünscht oder weil die Psychogenese für die geklagten Beschwerden evident ist. Wenn jedoch schon in der 1. Begegnung, die noch weitgehend ungestaltet sein sollte und die oft in der täglichen Sprechstunde stattfindet, erhebliche Verständigungsschwierigkeiten zwischen Arzt und Patient bestehen, so sollte der Arzt die Freiheit haben, die Behandlung dieses Patienten abzulehnen. Jeder Arzt weist ganz bestimmte Behinderungen auf, die in seiner Persönlichkeitsstruktur begründet sind, auch wenn er darüber nicht orientiert ist. Er wird deshalb nicht mit jedem Patienten gleich gut umgehen können. Ein Arzt etwa, der überordentlich ist und das als Tugend ansieht, wird mit verwahrlosten Patienten Schwierigkeiten in der Therapie haben. Aus libidoökonomischen Gründen halte ich es für erforderlich, daß der Arzt sich keinesfalls für verpflichtet hält, alle ihn aufsuchenden Patienten auch *psychisch* zu behandeln. Oftmals kann es besser sein, wenn Arzt und Patient sich stillschweigend darauf einigen, weiterhin eine somatische Behandlung, z. B. mit Tabletten, beizubehalten und auf eine psychische Behandlung zu verzichten.

Bei der Auswahl der Patienten sollte ferner deren Symptomatik berücksichtigt werden. Soweit somatische Klagen vorgebracht werden, muß dabei an psychosomatische Krankheiten im engeren Sinne gedacht werden, wie z. B. Asthma bronchiale, Ulcus duodeni, Neurodermitis, Thyreotoxikose, primär chronische Polyarthritis, Anorexia nervosa usw. Soweit Klagen über psychische Symptome wie z. B. Schlafstörungen, Verstimmungszustände, innere Unruhe, Arbeitsdrang usw. vorgebracht werden, ist an Symptomneurosen zu denken. Oftmals aber sind die psychischen Beschwerden unbestimmter und allgemeiner Art und lassen sich nicht kategorisieren. Dennoch ist auch unter diesen Umständen ein Versuch mit Kurzpsychotherapie angebracht. Zwar sollte immer versucht werden, zu einer Diagnose zu kommen. Jeder Arzt weiß jedoch, daß das im psychischen Bereich oftmals nur schwer oder zumindest anfänglich gar nicht möglich ist. Dennoch kann oftmals mit den Mitteln der Kurzpsychotherapie in einem Erstgespräch (darüber später mehr) versucht werden, eine Ursache in einem psychischen Konflikt zu finden und diese zum Fokus der Behandlung zu machen. Die Domäne der Kurzpsychotherapie – und damit befinde ich mich in Übereinstimmung mit sehr vielen anderen Untersuchern – scheint jetzt und in naher Zukunft v. a. das weite Feld der unklaren körperlichen und psychischen Beschwerden zu sein, die noch nicht von allzu langer Dauer sind. (Ich bin mir bewußt, daß diese verschwommene Abgrenzung manchen Kollegen verwirren wird, aber alle erfahrenen Praktiker wissen, daß in der täglichen Sprechstunde eine große Zahl von geklagten Beschwerden nicht zu einem Krankheitsbild zusammengefügt werden kann. Dennoch sind die Träger dieser Beschwerden behandlungsbedürftig.)

Die äußeren Lebensumstände des Patienten fordern – worauf bereits oben hingewiesen wurde – ebenfalls Berücksichtigung bei der Auswahl zur Kurzpsychotherapie. Wir werden manchen Patienten in Behandlung nehmen müssen, der wegen der weiten Entfernung seiner Wohnung nicht zu einer Analyse kommen kann, der aus beruflichen Gründen häufig ortsabwesend ist oder der älter ist, sodaß eine Analyse unter ausreichender Berücksichtigung der Psychogenese einen allzu langen Zeitraum umfassen würde. Immer ist jedoch zu prüfen, ob diesen äußeren Umständen reale Gründe entsprechen oder ob sie nur vorgeschoben werden, um einen Widerstand zu verdecken. Die meisten Therapeuten sind sich darin einig, daß die Lebensumstände der Patienten oftmals nicht zu verändern sind und zum Verzicht auf eine Analyse im engeren Sinne zwingen. Auch diesen Patienten kann u. U. durch eine Kurzpsychotherapie geholfen werden.

Für eine Kurzpsychotherapie eignen sich besonders

1) Patienten, die über Beschwerden klagen, für die sich keine organischen Ursachen finden lassen und die wir als Organneurosen, wie etwa Herzneurosen, bezeichnen,
2) Patienten, die immer wieder den Arzt in unregelmäßigen Abständen aufsuchen und unklare Beschwerdebilder zeigen, die früher der vegetativen Dystonie zugeordnet wurden,
3) Patienten in akuten emotionalen Krisenzuständen,
4) Patienten mit Sexualstörungen und Störungen in der Partnerschaftsbeziehung (z. B. bei Eheschwierigkeiten),
5) Patienten mit Verhaltensauffälligkeiten,
6) Patienten mit Minimalbefund, der keinen ausreichenden Anlaß für die Stärke ihrer Beschwerden darstellt,
7) Patienten mit psychosomatischen Erkrankungen im engeren Sinne bei denen das Krankheitsbild noch nicht länger als 2 Jahre besteht.

Als Gegenindikation zur Kurzpsychotherapie müssen meiner Meinung nach Psychosen und Charakterneurosen im engeren Sinne angesehen werden, obwohl unter Kurzpsychotherapie oftmals ein Umstrukturierungsprozeß in Gang gesetzt worden ist, der auch zu günstigen Charakterstrukturänderungen führt.

Die Auswahl der Patienten sollte jedoch nicht allein nach dem Krankheitsbild oder nach der Verhaltensauffälligkeit vorgenommen werden. Mindestens ebenso wichtig ist es, daß der Arzt darauf achtet, zunächst nur solche Patienten in eine psychotherapeutische Kurzbehandlung zu nehmen, bei denen er das Gefühl hat, daß sie ihn verstehen und daß er sie versteht. Ein Krankheitsverständnis auf seiten des Arztes allein reicht nicht aus. Vielmehr ist zu fordern, daß auch der Patient Krankheitseinsicht zeigt. Schon gleich bei der Auswahl empfiehlt es sich, dem Patienten ein Deutungsangebot etwa in dem Sinne zu machen: „Könnten Sie sich vorstellen, daß ihre Beschwerden auch auf seelische Ursachen zurückzuführen sind?" Die Reaktion des Patienten auf diese Frage läßt schon eine Aussage über eine Behandelbarkeit mit Kurzpsychotherapie zu. Leib-seelische Zusammenhänge sind dem Patienten anhand von Beispielen zu erklären (s. oben). Eventuelle Einwände oder Entgegnungen des Patienten sind dabei nicht einfach zu übergehen oder zu rationalisieren, sondern müssen eingehend mit dem Patienten besprochen werden. Sie sind bereits ein erster Hinweis auf Widerstände, die sich in einer späteren Kurzpsychotherapie mit hoher Wahrscheinlichkeit erneut bemerkbar machen werden. Es hat keinen Sinn, mit einer Kurzpsychotherapie zu beginnen, ehe nicht der Patient selbst von der Psychogenese seiner Beschwerden überzeugt ist. Manche Kurzpsychotherapie scheiterte daran, daß dieser Punkt nicht ausreichend berücksichtigt wurde und der Patient in Gedanken stets den Vorbehalt machte: „Aber vielleicht bin ich doch rein organisch krank." Die Auswahl der Patienten nach der Einsichtsfähigkeit in leib-seelische Zusammenhänge, bzw. in die Psychogenese seines Krankheitsbildes, ist deshalb von großer Wichtigkeit.

Ausdrücklich hingewiesen sei, daß es nicht ratsam ist, Familienangehörige oder nahe Bekannte und Verwandte in Kurzpsychotherapie zu nehmen. Die Gründe dafür liegen in der Schwierigkeit der Trennung zwischen der notwendigen therapeutischen Abstinenz und dem emotionalen Engagement, das auch der Arzt gegenüber Verwandten und Bekannten hat. Gute Freunde und Verwandte sollten stets zu einem anderen Psychotherapeuten in Behandlung geschickt werden. Von dieser Regel gibt es keine Ausnahme!

2.4 Gestaltung der Settings

Neben den Voraussetzungen, die bei Arzt und Patient gegeben sein müssen, spielt der äußere Rahmen für das Feld, das sich zwischen Arzt und Patient gestaltet und das eine Kurzpsychotherapie beeinflußt, eine erhebliche Rolle.

Die übliche Sprechstundenpraxis ist von anderer Seite einmal als Fünfminutenmedizin bezeichnet worden. Mag dieser Ausdruck auch nicht zutreffend sein, so gibt er doch wieder, unter welchem Zeitdruck Arzt und Patient sich in ihrer Begegnung meist befinden. Solange dabei nur ein Rezept erneuert, der Blutdruck gemessen oder eine oberflächlich orientierende Untersuchung durchgeführt wird, ist dieser Zeitdruck nicht störend.

Dort jedoch, wo es sich um das Auffinden und Verfolgen psychologischer Probleme handelt, ist Zeitnot in hohem Maße schädlich. Unter diesem Zeitdruck befindet sich nicht nur der Arzt, sondern auch der Patient, der weiß, daß nach ihm in einem vollen Wartezimmer viele Patienten auf den Arzt warten. Er kann sich daher nicht so ruhig und frei äußern, wie er das ohne diesen äußeren Druck zustande bringen würde.

Außerdem sind bei Arzt und Patient die überlieferten Rollenerwartungen von großer Bedeutung. Der weiße Kittel des Arztes und die sterile Atmosphäre des Sprechzimmers sind auf Organkrankheiten ausgerichtet. Für die Untersuchung und Behandlung psychischer Beschwerden ist eine persönlichere Umgebung erforderlich. Viele Kollegen gehen daher folgendermaßen vor: In der somatischen Sprechstunde des Arztes, also bevor es noch zu einem eigentlichen psychologischen Setting kommt, merkt der Arzt plötzlich anhand eines besonderen emotionalen Angebots des Patienten auf und stellt fest, daß es dem Patienten nicht allein auf die körperliche Untersuchung oder ein entsprechendes Rezept ankommt, sondern daß etwas Emotionales dazwischen getreten ist. Der Arzt registriert diese Wandlung im Arzt-Patienten-Verhältnis und begegnet ihr mit einem Angebot, indem er beispielsweise sagt: „Herr Müller, wenn Sie möchten, bin ich bereit, mir für Sie zu einem anderen Termin Zeit zu einer Besprechung zu nehmen."

Viele Ärzte spüren in ihrer täglichen Sprechstundenpraxis, daß bei manchen Patienten ein psychisches Problem vorliegt, bzw. eine Psychogenese ihres Leidens zu vermuten ist oder eine psychische Mitbeteiligung bei der Krankheitsentstehung eine Rolle spielt. Sie bestellen diese Patienten außerhalb der normalen Sprechstunde ein. Dafür reservieren sich diese Kollegen an 2 oder 3 Tagen in der Woche etwa 2 h. Während dieser Zeit stellen sie jedem Patienten ca. ½ h zu einem Gespräch zur Verfügung. In der Sprechstunde wird dem Patienten, bei dem eine psychische Störung vermutet wird, ein Termin zu diesen anderen Zeiten vorgeschlagen und abgewartet, ob der Patient das Angebot annimmt. Kommt der Patient dann zu diesem festgesetzten Zeitpunkt zum Arzt, so tritt ihm dieser in einem anderen Raum, in anderer Umgebung unter Verzicht auf die Attitüde des weißen Kittels entgegen. Dieser andere, dem persönlichen Gespräch vorbehaltene Raum sollte durchaus die Note des Untersuchers tragen, um damit anzudeuten, daß auch dieser ein Mensch mit bestimmten Eigenschaften ist. Freilich ist es ratsam, die persönliche Note nicht allzu stark zu betonen. Sofort bei Beginn der Begegnung sollte der Arzt dem Patienten mitteilen, für welchen Zeitraum er ihm zur Verfügung steht. Auch die weitere äußere Form des Gesprächs ist von Bedeutung. So ist es empfehlenswert, auf die Barriere des Schreibtischs zu verzichten. Nach meiner Erfahrung hat es sich bewährt, 2 Sessel für dieses Gespräch zu wählen, die halb schräg zueinander stehen. Der Patient hat dabei sowohl die Möglichkeit, den Arzt anzusehen, als auch an ihm vorbeizuschauen. Er ist aber nicht gezwungen, im Gegenüber sich mit ihm konfrontiert zu fühlen. Bei dieser Begegnung sollte der Arzt mit seinen einleitenden Begrüßungen und Fragen äußerst zurückhaltend sein. Es empfiehlt sich, auf spezielle Fragen vollständig zu verzichen, statt dessen einleitend nach der Begrüßung zu wiederholen: „Was führt Sie zu mir?" Viele Patienten meinen, auch hier noch auf die Autorität, die der Arzt für sie oft darstellt, Rücksicht nehmen zu müssen und warten daher ab. Das Schweigen, das sich möglicherweise bei dieser Einleitung aufbaut, soll nur durch allgemeine Ermunterungen des Arztes unterbrochen werden, die etwa lauten können: „Nun erzählen Sie mal" oder „Ich glaube, Sie haben mir etwas zu sagen". Dabei muß der

Arzt jedoch darauf achten, daß sein Tonfall und sein Engagement dem Patienten nicht fordernd erscheinen. Möglicherweise gelingt es damit, den Patienten zu einer Schilderung seines Beschwerdebildes anzuregen. Immer ist es wichtig, die Fragen so allgemein wie nur möglich zu halten, denn wir wissen, daß durch eine spezielle Art des Fragens die Richtung der Antwort schon vorweggenommen wird. Wir wollen jedoch erreichen, daß der Patient möglichst frei und unbeeinflußt zu berichten beginnt.

2.5 Das Erstgespräch

Der Arzt ist es gewohnt, bei der 1. Begegnung mit seinem Patienten sich dessen Beschwerden in Ruhe anzuhören. Diese subjektive Beschwerdeschilderung des Patienten geschieht aber nicht ins Blaue hinein, sondern immer bezogen auf sein Gegenüber. Wir sollten uns daher dieses Feld, das zwischen Arzt und Patient entsteht, einmal näher anschauen. Dabei verdient der Kranke als Träger des Phänomens Krankheit unser besonderes Interesse. Die Tatsache, daß auch der Untersucher – der Arzt – ein Subjekt ist, ein Mensch mit Hoffnungen, Erwartungen, ganz bestimmten Assoziationen, die sich quasi von selbst einstellen und sein Gegenüber – der Kranke – diese Tatsache stets bewußt und unbewußt in Rechnung stellt, muß Beachtung finden.

Wenn auch die Gestaltung der Erstbegegnung weitgehend dem Patienten überlassen werden soll, so ist es wichtig, sich folgende Fragen vorzulegen: Wie kommt der Patient? Wer hat ihn geschickt? Welches Auftreten hat der Patient, wenn er uns aufsucht? Welche Kleidung trägt er? Wie benimmt er sich? Versucht er eine bestimmte Rolle zu spielen? Ergreift er die Initiative oder überläßt er diese dem Arzt? Wie verhält er sich während des ganzen Erstgesprächs?

Wir müssen uns stets der Tatsache bewußt sein, daß der Patient uns in sein Verhalten einbezieht. Daher können wir Überlegungen auch in folgender Richtung anstellen: Wie sieht uns der Patient? Will er uns beispielsweise zwingen, die Rolle der Autorität, die er in der somatischen Sprechstunde von uns erwartet, beizubehalten oder gelingt es, die Abhängigkeit in ein mitmenschliches Neben- und Beieinander zu verwandeln? Sind die Schilderungen des Patienten auf ein Mitleidheischen ausgerichtet? Versucht der Patient, indem er sich abwertend über andere Ärzte äußert, auch uns abzuwerten? Ist der Patient in seinem Auftreten frei oder gehemmt? Benimmt er sich distanzlos oder nicht?

Wenn es auch wichtig ist, auf den Inhalt der Worte zu achten, die der Patient mitteilt, so ist es in gleichem Maße von Bedeutung, in welcher Weise das geschieht. Damit ist nicht nur gemeint, ob die Worte laut oder leise, zögernd oder schnell oder mit schriller Stimme gesprochen werden, sondern ob sie sich fordernd, wehklagend, wehleidig, aggressiv, verächtlich, respektheischend etc. anhören. Neben dem Inhalt der Worte ist also der Mitteilung, die zwischen den Zeilen geschieht, Beachtung zu schenken.

Der Arzt muß während der ganzen Zeit dieser Erstbegegnung, die mehr ist als eine psychologische Untersuchung, zurückhaltend sein. Dabei soll er sich freilich stets seiner eigenen Gefühle und Einstellungen, seiner Reflexionen und Assoziationen voll bewußt werden und diese überdenken. Wie später noch zu besprechen sein wird, stehen viele seelisch Gestörte unter einem Wiederholungszwang, wie es Freud genannt hat, und gestalten sich daher eine zuvor noch ungestaltete Situation im Sinne ihres ganz spezifischen Konflikts. Manchmal läßt sich am Ende dieser ca. ½ h dauernden Erstbegegnung bereits das Muster des Grundkonflikts in aller Deutlichkeit ablesen. Es ist dann ratsam, den Patienten ausdrücklich auf das besondere affektive Klima hinzuweisen. Das kann mit folgenden Worten geschehen: „Wir beide haben uns bemüht, uns in dieser Begegnung zu verstehen, und dennoch hat sich am Ende des Gespräches eine besondere Stimmung (etwa im Sinne der Gereiztheit, Gespanntheit, Niedergeschlagenheit, des Mitleids, Unverständnisses usw.) breitgemacht. Haben Sie früher schon Situationen erlebt, die Ihnen ebenso unverständlich erschienen?" Mit dieser Frage wird versucht, ein Erinnern an für ihn spezifische Situationen zu fördern. Sieht der Patient das Besondere der entstandenen Situation jedoch nicht ein, so darf nicht insistiert, sondern es soll darüber hinweggegangen werden. Am Ende dieser weitgehend deutungsfreien Erstbegegnung sollte der Patient das Gefühl haben, daß der Arzt sich um Verständnis bemüht und sich ihm emotional zugewendet hat. Der Arzt muß am Schluß der Besprechung dies auch noch einmal ausdrücklich zur Sprache bringen, indem er etwa sagt: „Ich hoffe, ich habe Sie verstanden" oder „Ich versuche, mich in Ihre Situation hineinzuversetzen". Auf keinen Fall darf der Arzt jedoch auf das Besondere in der Situation reagieren, indem er sich z. B. eine während des Gesprächs entstandene Gereiztheit anmerken läßt. Der Patient ist es gewohnt, daß der Partner auf die von ihm gestaltete Situation in situationsentsprechender Weise reagiert. Wenn nun der Arzt nur registriert, ohne entsprechend zu reagieren, so ist damit bereits eine wichtige therapeutische Intervention geschehen. Der Wiederholungszwang ist unterbrochen, und es ist dem Patienten eine Chance gegeben, korrigierende emotionale Neuerfahrungen zu machen. Das Erstgespräch könnte etwa wie im folgenden Fall verlaufen.

Beispiel

Eine, wie ich aus den Unterlagen ersehe, 28jährige und altersentsprechend aussehende Patientin, betritt mein Sprechzimmer und sagt nach der Begrüßung:
„Herr Doktor, ich bin immer so traurig, gleich muß ich weinen. Außerdem schwitzen und zittern meine Hände so. Ich kann auch jetzt kaum weiterreden." Ich sitze stumm dabei, lasse aber erkennen, daß ich ihr aufmerksam zuhöre.
Die Patientin fährt fort: „Ich weiß nicht, woher meine Traurigkeit kommt. Alles wird mir zuviel." (Aus dem Karteiblatt ersehe ich, daß die Patientin verheiratet ist und 2 Kinder im Alter von 6 und 8 Jahren hat.)
Sie spricht weiter: „Mein Mann arbeitet, ich habe eine gute Ehe, aber dennoch: immer muß ich weinen". Zu diesem Zeitpunkt verlasse ich meinen Platz hinter dem Schreibtisch und setze mich auf den Sessel neben die Patientin. Meine 1. Entgegnung lautet: „Ich kann deutlich erkennen, wie traurig Sie sind. Auch mir wird ganz traurig zumute, wenn ich Sie so weinen sehe". (Ich will der Patientin damit meine Aufmerksamkeit, meine Anteilnahme und meine Verständnisbereitschaft zeigen. Außerdem will ich sie darauf hinweisen, wie sehr ihr Verhalten ansteckend wirkt.)
Die Patientin fährt fort: „Früher ging es ja noch, da konnte ich mitarbeiten und alles war besser, aber jetzt schaffe ich das einfach nicht mehr mit den Kindern und der Heimarbeit. Ich habe die Heimarbeit aufgegeben. Aber alles ist seither sehr viel schlimmer geworden."

Ich merke auf und frage: „Also früher haben Sie mitgearbeitet, obwohl Sie 2 kleine Kinder haben?"

Die Patientin erwidert: „Ja, wir konnten das Geld gut gebrauchen. Ich habe mitverdient."

Ich frage die Patientin: „Was verdient denn Ihr Mann?" (Inzwischen habe ich aus dem Krankenblatt herausgelesen, daß der Ehemann Kraftfahrer ist.)

Die Patientin antwortet: „Mein Mann bekommt annähernd 1200 DM netto."

(Schon jetzt strukturiert sich das Gespräch. Die Patientin hatte zunächst frei berichten können, war aber sehr bald darauf losgesteuert, daß sie früher unter ihrer Mitarbeit weniger traurig gewesen sei. Sie hatte berichtet, daß sie wegen Überarbeitung diese Mitarbeit – Heimarbeit – aufgegeben hatte. Es lag daher nahe zu vermuten, daß ein finanzielles Problem dahinter verborgen sein könnte.)

Ich wiederhole einfach die letzten Worte der Patientin: „So, Ihr Mann verdient 1200 DM netto", und ergänze: „Was müssen Sie davon bezahlen?"

Die Patientin berichtet: „Wir haben eine niedrige Miete von 185 DM, aber sonst gibt es noch einige fixe Ausgaben."

Ich sage: „Mithin bleibt Ihnen also eine Summe von ungefähr 950 DM für einen Vierpersonenhaushalt. Wir müssen überlegen, ob Sie damit auskommen können."

(Weil die Patientin sich nunmehr verstanden fühlt, kommt sie jetzt mit einem anscheinend wichtigen Problem.)

„Ja, Herr Doktor, da ist aber noch das Auto meines Mannes!"

Ich überlege laut: „Ihr Mann ist Kraftfahrer und muß deshalb wahrscheinlich den ganzen Tag mit dem Auto fahren. Muß er auch noch für private Zwecke einen eigenen Wagen haben?"

Die Patientin erwidert: „Ja, Herr Doktor, das ist es. Er glaubt wenigstens, daß er auch für die Fahrt zur Arbeit und zurück und für das Wochenende einen eigenen Wagen braucht und der Wagen verschlingt halt soviel Geld, daß der Betrag von 950 DM noch erheblich gekürzt wird."

In diesem relativ kurzen Erstgespräch war es möglich, sehr schnell das Problem der Patientin zu erhellen und ihr zu Bewußtsein zu bringen. Absichtlich ist dabei die dahinterliegende Problematik nicht angesprochen worden. Wie richtig dieses Verhalten war, zeigte der weitere Verlauf des Gesprächs.

Die Patientin fährt nämlich fort: „Immer wenn ich in einem Supermarkt stehe und einkaufen will, bin ich ratlos. Ich weiß ja, daß ich sparen muß. Aber vor lauter Angst, nicht das Allerbilligste zu erwischen, wage ich nicht, mich für irgend etwas zu entscheiden. In jedem Laden geht es mir so, so daß mir das Einkaufen zur Qual wird. Ich will ja gerne sparen und ich denke auch, daß ich mit Geld gut umgehen kann, aber dennoch fürchte ich ständig, zuviel auszugeben, so daß es möglicherweise dann am Monatsende nicht langt."

Meines Erachtens wäre es falsch gewesen, die reale Berechtigung ihrer Befürchtung anzusprechen. Ich hielt es im Interesse einer weiteren Behandlung für notwendig, mit einer kurzen Bemerkung das Gespräch und die Interaktion zwischen der Patientin und mir in der Schwebe zu halten, um einer späteren Behandlung nicht vorzugreifen.

Ich sagte abschließend: „Ja, auch ich weiß, daß ein Auto viel Geld kostet."

Mit dieser Bemerkung, hoffte ich, der Patientin noch einmal zu zeigen, wie sehr ich mich bemühe, ihr Problem zu verstehen. Mir selbst schien es jedoch wichtiger zu sein, daß die Patientin überhaupt fähig war, ihr Kernproblem in kurzer Zeit selbst zu erkennen.

Während der Patient berichtet, muß der Arzt reflektieren über das sich in dieser Situation allmählich ausbreitende emotionale Klima. So kann sich beispielsweise auf seiten des Arztes das Gefühl des Mitleids, der Langeweile oder der Kritik an der Weitschweifigkeit des Patienten einstellen. Alles das ist zu registrieren, aber dem Patienten nicht mitzuteilen. Gleichzeitig sollte der Stil der Interaktionen zwischen Arzt und Patient erfaßt werden. Wenn der Arzt sich abwartend verhält, erfährt er eine Menge über die Denkweise des Patienten. Bekanntlich registrierten schon die Psychiater früherer Zeiten ob und wieweit „ein psychotischer Wind weht". Auf unser Bemühen übertragen heißt das: Wir

können erfahren, ob der Patient vorwiegend logisch denkt, ob er unter Druck zu stehen scheint oder ob er wie erlöst, also kathartisch, berichtet, welchen Eindruck er vermutlich bei uns hervorrufen will und vor allem, in welche Richtung er unbewußt unsere Gedanken zu drängen sucht. Dazu müssen wir in Ruhe zuhören können.

Nach dem Fortgang des Patienten muß der Arzt rückblickend noch einmal die entstandene Situation und den Verlauf des Erstgesprächs überdenken. Dabei sollte er sich die Interaktionen, die Gestik, die Mimik und das Verhalten des Patienten in Erinnerung rufen, aber auch sein eigenes Verhalten mit in die Überlegungen einbeziehen.

Da in der Kurzpsychotherapie die Verantwortung des Arztes infolge der Notwendigkeit eines aktiven Vorgehens sehr viel größer ist als in der Analyse im engeren Sinne und andererseits nur ein begrenzter Zeitraum zur Verfügung steht, ist die Abwägung auf seiten des Arztes, ob mit einer Kurzpsychotherapie überhaupt begonnen werden soll oder nicht, sehr viel schwerwiegender als in der Analyse. Dazu ist ein epikritisches Überdenken des Erstgesprächs unter Berücksichtigung verschiedener Gesichtspunkte, wie z. B. der äußeren Lebensumstände und der Möglichkeiten der Realisation anderer Problemlösungsstrategien als bisher erforderlich. Bei der rückblickenden Betrachtung des Erstgesprächs wird sich oft herausstellen, daß der Patient für eine Kurzpsychotherapie nicht geeignet ist. Dann müssen wir es ihm ermöglichen, auf die somatische Ebene zurückzukehren. In den Fällen, in denen wir im Zweifel sind, ob der Patient sich für eine Kurzpsychotherapie eignet, warten wir zunächst die Reaktion des Patienten auf diese Erstbegegnung ab, ehe wir ihn zu einem 2. Gespräch einbestellen.

2.6 Das Arbeitsbündnis

Ehe wir jetzt fortfahren, ist es ratsam, den Patienten zu fragen, ob wir gemeinsam beginnen wollten, seine Probleme auf Gesprächsebene zu bearbeiten. Falls der Patient zustimmt, sollten einige Abgrenzungen vorgenommen werden. Es muß dabei z. B. die Häufigkeit der Sitzungen besprochen werden, die bei mir für die Kurzpsychotherapie zwischen 20 und 30 Begegnungen liegen. Der Krankenversicherungsordnung entsprechend, aber auch nach Meinung vieler Kollegen, ist jedoch manchmal eine größere Zahl von Sitzungen, etwa 50, angezeigt. In einer Verlängerung können dann, zumindest im Antragsverfahren der sog. „großen Psychotherapie", weitere 30 Sitzungen vereinbart werden, falls dazu eine Notwendigkeit besteht. Ich möchte betonen, daß sich bei mir eine wesentlich geringere Häufigkeit an Sitzungen bereits als hilfreich erwiesen hat. Im allgemeinen überschreite ich die Zahl von 30 Begegnungen nicht. Sollte sich bis dahin herausstellen, daß die Problematik umfangreicher ist als zunächst angenommen und daß der Patient bereit und in der Lage ist, länger und tiefer mitzuarbeiten, so muß m. E. auf eine „große Psychoanalyse" umgestellt werden.

Die Begegnungen zwischen Arzt und Patient in der tiefenpsychologischen Therapie sollten nach allgemeiner Lehrmeinung 50 min dauern. Auch hier weiche ich ab. Unter dem Druck der großen Zahl der mich aufsuchenden Patienten und eingedenk des Vorsatzes, daß ich in einem begrenzten Zeitraum nicht nur wenigen Patienten zur Verfügung stehen will, habe ich zumindest früher, als ich noch als niedergelassener Arzt in der Psychotherapie tätig war, versucht, jeweils mit ½ h auszukommen. Wichtig ist es allerdings, dem Patienten mitzuteilen, wieviel Zeit ihm bei jeder Sitzung zur Verfügung steht. (In der Gebührenordnung gibt es für eine 30minütige Behandlung keine entsprechende Ziffer. Ich habe Ziffer 849 der GOÄ abgerechnet und wußte, daß ich damit unterbezahlt werde.)

Auch die Intervalle zwischen den einzelnen Sitzungen sind zu besprechen. Im allgemeinen empfiehlt es sich, wöchentlich eine Begegnung anzusetzen. Nur bei Behandlung von Beziehungsstörungen, etwa bei Ehekrisen und auch von Sexualstörungen, fand ich es ratsam, die Intervalle größer zu wählen und Vierwochenabstände einzuhalten. Als Regelfall sollte jedoch ein Abstand von einer Woche zwischen den einzelnen Sitzungen gelten.

Im sog. Arbeitsbündnis ist auch die Frage des Honorars zu besprechen. Bei Kassenpatienten, bei denen dieser Teil des Gesprächs entfällt, ist statt dessen darauf hinzuweisen, daß aus der Tatsache, daß wir vielen Patienten zur Verfügung stehen müssen, dem einzelnen Patienten, nur eine begrenzte Anzahl von Sitzungen zugestehen können. Einmal soll damit einer allzugroßen Begehrlichkeit auf seiten mancher Patienten vorgebeugt werden, zum anderen ist es übereinstimmende Lehrmeinung, daß der Patient für eine gute Mitarbeit den Druck benötigt, der dadurch entsteht, daß er weiß, daß wir ihm nicht für unbegrenzte Zeit zur Verfügung stehen. Bei der Besprechung des Arbeitsbündnisses ist es auch wichtig, dem Patienten mitzuteilen, wie wir vorzugehen beabsichtigen: Da es unser Ziel sei, Unbewußtes bewußtseinsfähig zu machen, komme es uns nicht nur auf den Inhalt der Mitteilungen an, sondern auch auf das erkennbare oder verborgene emotionale Engagement. Abweichend von der im Alltag üblichen Konvention möge der Patient uns mit seinen Worten alles mitteilen, was ihm durch den Sinn zieht. Abschweifungen seien dabei, zumindest anfänglich, erwünscht. Auch würden wir uns später seinen Träumen zuwenden, und diese mit ihm zu bearbeiten versuchen. Zunächst aber hätten wir ganz bestimmte Anliegen an ihn, nämlich mit ihm gemeinsam seine Lebensgeschichte nach für ihn relevanten Daten zu durchforschen, um später über die Suche nach einer symptomauslösenden Situation zu einem Fokus zu kommen, durch dessen oftmals inkompatible Kräfte die Symptomatik unterhalten wird. (Es ist selbstverständlich, daß ich dem Patienten das Arbeitsbündnis und unsere gemeinsame Zielsetzung in seinen Worten zu erklären versuche und z. B. Fremdworte wie „Fokus" usw. vermeide.)

2.7 Die Lebensgeschichte

In der Kurzpsychotherapie spielt die zur Verfügung stehende Zeit und deren Begrenztheit eine wichtige Rolle. Wir können uns daher dem Lebenslauf des Patienten nicht solange widmen, wie es eigentlich nötig wäre. Eine Frustration, ein Problem, ein Komplex oder eine anderweitige Belastung trifft ja nicht auf ein unbeschriebenes Blatt oder auf ein wertneutrales Individuum, sondern auf einen Menschen, der eine Vorgeschichte hat und dadurch in seinem Erleben und seiner Verarbeitungsmöglichkeit in bestimmter Weise beeinflußt wird. Wir müssen uns daher den Lebensbericht anhören, jedoch in gekürzter Form. Also machen wir den Patienten darauf aufmerksam, daß es uns interessiert, wie er zu demjenigen wurde, der er derzeit ist. Dazu möge er uns doch diejenigen Daten mitteilen, die er für wichtig hält. Wir helfen ihm dabei, indem wir ihn zunächst darauf hinweisen, wie wichtig für uns das emotionale und auch das soziale Klima ist, in dem er aufgewachsen ist. Er möge daher über seine Herkunftsfamilie berichten. Dabei interessieren wir uns natürlich nicht nur für die sozialen Daten, wie der Beruf des Vaters und ob die Mutter berufstätig war oder nicht, sondern auch wer in der Ehe der Eltern das Sagen hatte und wieweit das Kind, das unser Patient einmal war, in einem begünstigenden oder unbegünstigenden Klima aufgewachsen ist. Auch alle Personen, die außer den Eltern in der Ursprungsfamilie anwesend waren, wie Großeltern oder sonstige Verwandte und Fremde, die zur Familie gehören, sind in ihren Interaktionen und Beeinflussungsmöglichkeiten wichtig für das Erleben des späteren Erwachsenen.

Die Geschwisterzahl und die Stellung des Patienten in der Geschwisterreihe interessieren uns. Wie hat der Patient auf die ihm quasi durch das Schicksal zugewiesene Rolle reagiert? Wie z. B. auf die Geburt eines neuen Geschwisterchens? Und wie haben sich die seinerzeitigen Kinder untereinander vertragen? Später ist dann der Schuleintritt und die Leistungsbereitschaft des Patienten von Bedeutung. Wurde er dabei von seinen Angehörigen gefördert, gebremst, oder standen sie seinen Leistungen und Bestrebungen gleichgültig gegenüber? Wie gestaltete sich sein Eintritt in das Berufsleben? Erfolgte die Berufswahl zufällig und/oder unter welcher Motivation? Hat er bei der Berufsausbildung und im nachfolgenden Berufsleben Konstanz gezeigt oder häufig gewechselt, und aus welchen Gründen? Die Pubertät und deren Ablauf sollten wir uns ebenso schildern lassen wie seinen Eintritt in das Geschlechtsleben. Wann und unter welchen Umständen erfolgte dieser, und wie häufig und wie schnell war sein Partnerwechsel bis hin zu einer endgültigen Partnerbindung, bzw. warum unterblieb diese, falls unser Patient noch alleinstehend ist? Wie sieht es darüber hinaus mit Bekanntschaften und Freundschaften im erwachsenen Lebensalter aus? Welche Befriedigung findet unser Patient in seiner derzeitigen Partnerbeziehung und in seinem jetzigen Beruf?

Das alles sind Fragen, die wir vorab dem Patienten stellen sollten, ehe wir ihn bitten, uns seine Lebensgeschichte in seinen Worten zu schildern. Dabei achten wir auch darauf, was er zu erwähnen vergißt. Die Gründe dafür können verschieden sein: Einmal kann ein Weglassen bedeuten, daß diese Sequenz seiner Lebensgeschichte für ihn unerheblich ist, zum anderen kann das Gegenteil der Fall sein. Er spart oftmals etwas aus, weil die Erwähnung dessen für ihn gefühlsmäßig so hoch besetzt ist, daß er z. Z. noch nicht darüber sprechen will. Deshalb sollten wir ihn am Ende seiner Schilderung darauf hinweisen, indem wir etwa sagen: „Es fällt auf, daß Sie nicht über Ihre Mutter gesprochen haben. Warum geschah das wohl?" Je nach Reaktion des Patienten müssen wir bereit sein, dieses Thema auch wieder fallenzulassen, falls sich dabei herausstellt, daß die Erwähnung der Mutter Gefühlsreaktionen hervorruft, die wir in diesem

Stadium der Interaktion zwischen Patient und Arzt noch nicht ausreichend bearbeiten können.

Gelegentlich empfiehlt es sich (und wir hier in der Klinik bestehen stets darauf), den Patienten zu bitten, seine Lebensgeschichte niederzuschreiben und uns mitzubringen, da wir dadurch bessere Kenntnis von ihm erhalten und er gleichzeitig angeregt wird, über sich und sein Leben, und damit die Ursprünge seines Erlebens nachzudenken. Wichtig ist, ihm den Unterschied zwischen dieser Art von Lebensbericht und einem Bewerbungslebenslauf klarzumachen. Wir weisen unsere Patienten darauf hin, daß wir an den sog. harten Daten weniger interessiert seien, als am Atmosphärischen. Meist verstehen unsere Patienten unser Anliegen. Ich weise bei dieser Gelegenheit auch gern auf das Buch *Deutschstunde* von Siegfried Lenz hin, in dem am Ende deutlich wird, warum der Junge die Bilder seines einzigen Freundes verbrennen mußte. In ähnlicher Weise könnten wir den Patienten besser verstehen, wenn er uns seinen Lebensbericht, der keineswegs chronologisch geordnet werden sollte, mitteilt. Dabei sind Ergänzungen und spätere Einfälle überaus wichtig, denn sie signalisieren uns, daß der Patient in einen inneren Auseinandersetzungsprozeß eingetreten ist.

Durch die Schilderung des Lebensberichts erfahren wir etwas über die Charakterstruktur des Patienten. Wenn dazu Gelegenheit besteht, kann eine Abklärung der Charakterstruktur auch durch entsprechende Tests erfolgen und gesichert werden.

Für die Anerkennung der Bedeutung der Charakterstruktur leitet uns folgende Überlegung: Die angeborene Triebausstattung erfährt durch Umwelteinflüsse im Laufe des Lebens Einschränkungen, Behinderungen und Verzerrungen, deren Ergebnis dann bestimmte Eigenschaften sind, die dem Menschen anhängen und ganz wesentlich sein Erleben bestimmen. Ohne daß ein Mensch es merkt, wird die Befriedigungsmöglichkeit für Triebansprüche gemindert werden und Einschränkungen erfahren. Es ist sogar möglich, daß diese Triebverzerrungen so erheblich sind, daß die daraus resultierenden Eigenschaften nicht mehr in der Bandbreite der sog. Normalität untergebracht werden können (und dort oftmals als liebenswürdige Eigenheit des Patienten erscheinen), sondern daß eine Charakterneurose im engeren Sinne resultiert.

Neben diesen Einschränkungen, die das Erleben jedes Menschen durch seine Triebschicksale erfährt, ist in den letzten 20 Jahren das Interesse der Forscher für frühkindliche Störungen und die daraus behindernden Charakterstrukturänderungen gewachsen. Frühkindliche Beziehungsstörungen, die persistieren, beanspruchen ebenso wie narzißtische Behinderungen unsere Aufmerksamkeit. Hinzu kommen Schädigungen durch eine sog. Borderlinestruktur, die im wesentlichen bewirken, daß das Kind, das unser Patient einmal war, nicht gelernt hat, die Ambitendenzen, die in jedem Menschen lebendig sind, zu sehen, sondern statt dessen aufspaltet in entweder „nur gut" oder „nur böse" usw.

Aber auch für Therapeuten, denen die Theorie der Neurosenentstehung aus verschiedenen Gründen nicht geläufig ist, oder die dem Triebkonzept von Freud nicht zu folgen vermögen, ist es wichtig, sich Gedanken über die Charakterstruktur ihrer Patienten zu machen. Denn erst deren Kenntnis versetzt uns in die Lage, abzuschätzen, welches Gewicht und welche besondere Bedeutung eine im späteren Leben auftretende Belastungssituation für unseren Patienten haben wird.

2.8   Die auslösende Situation

Kommt es zu einem neuerlichen Gespräch, so verfolgen wir jetzt ein besonderes Ziel. Während wir die Erstbegegnung frei vom Patienten gestalten ließen, uns dabei Gedanken machten über die „szenische Funktion des Ichs" bzw. darüber, in welcher Weise der Patient diese Erstbegegnung zu gestalten versuchte und gleichzeitig uns die subjektiven Klagen des Patienten möglichst vorurteilsfrei anhörten und in der 2. Begegnung Überlegungen zur Charakterstruktur des Patienten als Grundlage seines Erlebens anstellten, so bitten wir den Patienten bei seinem 3. Besuch, uns mitzuteilen, seit wann er seine Beschwerden hat. Mit der zeitlichen Eingrenzung hoffen wir, gleichzeitig etwas über die auslösende Situation zu erfahren, die oft im Sinne einer Versuchs- oder Versagungssituation verstanden werden kann. Es ist jedoch müßig, den Patienten direkt danach zu fragen, etwa in dem Sinn: „Was war seinerzeit los, als das Symptom entstand?" Aus seinem Bewußtsein ist bei Auftreten des Symptoms meist jede Versuchung und Versagung verschwunden, ausgelöscht durch das Symptom. Es ist folglich sinnlos, direkt danach zu fragen. Wir haben an unserer Klinik einmal ausgezählt, wie viele Patienten sich an eine auslösende Situationsproblematik erinnerten: Es waren nicht mehr als 20%. Alle anderen behaupteten, zum Zeitpunkt des Auftretens des Symptoms sei nichts Besonderes losgewesen. Man kann sich diese Frage also sparen. Vielmehr empfiehlt sich folgendes Vorgehen:

Nach der zeitlichen Eingrenzung des Beginns des Symptoms lassen wir uns vom Patienten die äußere und innere Lebenssituation schildern, in der der Patient sich damals befand. Dazu müssen wir ihm gelegentlich Hilfestellung geben, indem wir versuchen, das Interesse des Patienten für diese Zeit zu wecken und sein Erinnerungsvermögen zu fördern. Je besser es dem Patienten dabei gelingt, an das emotionale Klima in der auslösenden Situation heranzukommen, um so deutlicher wird sich in seiner Erinnerung ein Triebanspruch melden. Statt Befriedigung in irgendeiner Form trat in der auslösenden Situation scheinbar unvermittelt ein Symptom auf. Für unsere therapeutischen Überlegungen ist es wichtig, herauszufinden, wie bedeutungsvoll diese damalige Situation für unsere Patienten war. Um das abschätzen zu können, müssen wir seine Charakterstruktur mit ihren Eigenarten berücksichtigen.

Immer sind Zusammenhänge zwischen der auslösenden Situation und der Lebensgeschichte des Patienten von Wichtigkeit. Schon bei der Bearbeitung der auslösenden Situation ist beim Patienten sein Interesse für seine persönliche Psychogenese zu wecken, um ihm zu helfen, Einsicht in seine Abwehrstrategien zu gewinnen. Letztlich ist ja die auslösende Situation nicht Ursache seines Symptoms, sondern lediglich Auslöser. Für unsere Arbeit bedeutet dies: Gelingt es, dem Patienten eine auslösende Situation deutlich zu machen, die aufgrund seiner Charakterstruktur für ihn als spezifisch belastend anzusehen ist, und vermag der Patient diese Einsicht auch anzuerkennen und zur Grundlage für weitere Überlegungen zu machen, so ist er für eine Kurzpsychotherapie auf tiefenpsychologischer Grundlage geeignet. Gelingt dies nicht oder stellt sich heraus, daß eine auslösende Situation im engeren Sinne nicht abgrenzbar ist, sondern daß das Symptom sich schleichend eingestellt hat, oder, wie die Patienten es nennen, „schon immer" vorhanden war, so ist zu vermuten, daß das

Symptom Ausdruck einer Charakterneurose ist. Diese kann jedoch zumeist nicht Gegenstand einer Kurzpsychotherapie sein. Hier muß oftmals eine Analyse im engeren Sinne Platz greifen.

Angemerkt sei, daß einige Patienten auf die Herausarbeitung der auslösenden Situation mit einer Verstärkung ihrer Beschwerden reagieren. Für uns ist das ein Hinweis darauf, daß ein Prozeß der Auseinandersetzung zwar begonnen hat, die Abwehr gegen den sich meldenden Triebanspruch jedoch verstärkt. In diesen Fällen ist Vorsicht geboten. Meist sind diese Patienten für eine Kurzpsychotherapie nicht geeignet. Soll dennoch weitergearbeitet werden, so ist zunächst nach den im folgenden mitgeteilten Regeln (z. B. phantasierte Problemlösungsstrategien) die auslösende Situation zu bearbeiten.

Beispiele für die Herausarbeitung der auslösenden Situation

Ein 26jähriger Chemiestudent sucht mich wegen Kopfschmerzen auf, für die organisch keine Ursache vorliegt. Er kann den Zeitpunkt der Entstehung seines Symptoms ziemlich genau angeben: Es begann vor 2 Jahren. Damals befand er sich im 10. Semester unmittelbar vor dem Abschluß seines Studiums. Weiter teilt er spontan mit, daß zur damaligen Zeit nichts Besonderes los gewesen sei. Ich bitte ihn, die vorangegangene Situation ausführlich zu schildern. Er berichtet, daß er seine einzelnen Studienabschnitte immer hervorragend durchlaufen habe. Nahezu alle Prüfungen habe er mit der Note „Eins" bestanden. Es sei also für ihn folglich gar kein Grund gewesen, am erfolgreichen Abschluß seines Studiums zu zweifeln. Im weiteren Verlauf des Gesprächs ergänzt er, daß im 10. Semester ein neuer Professor in seinen Gesichtskreis getreten sei, der sich eingehend für seine Arbeiten interessiert habe. Dieser Prüfer sei allgemein als streng bekannt gewesen. Der Patient sei ziemlich sicher gewesen, daß er dessen Anforderungen nur teilweise würde entsprechen können. (Bei mir selbst habe ich inzwischen überdacht, daß der Patient auf die Leistungslinie – auf das anale Triebgebiet – fixiert ist.)

Ich schlage dem Patienten vor, zu überlegen, wie er es empfunden hätte, wenn er die Prüfung, der er sich wegen seines Kopfschmerzes bisher nicht hat unterziehen können, etwa mit „zwei" oder gar mit „drei" absolviert hätte. Der Patient lacht bei diesen Überlegungen und teilt mit, daß er sich das bei seinen vorausgegangenen guten Leistungen nur sehr schwer vorstellen könne.

(Ich überlege weiter, daß der Patient wahrscheinlich Vorstellungen von Perfektionismus hat und Zwangszüge aufweisen wird.)

Die auslösende Situation und der Zusammenhang mit der für den Patienten gefährlichen Möglichkeit, die nächste Prüfung – seine Abschlußprüfung – nicht mit einer „Eins" zu bestehen, werden dem Patienten deutlich. Dabei erinnert sich der Patient, daß sein strenger Vater ihm trotz seiner guten Schulnoten immer wieder vorgehalten habe: „Aus Dir wird doch nichts Rechtes". Der Patient erkennt dabei einen Zusammenhang zwischen dem strengen Prüfer und dem Vater. Er fürchtet also, daß der Prüfer/Vater recht behalten und er jetzt noch versagen könne.

Unsere Überlegungen, die hier auf den Trieb zentriert sind, könnten natürlich auch unter dem Narzißmuskonzept diskutiert werden. Beispielsweise könnte man überlegen, daß die hohe Selbsteinschätzung des Patienten es nicht zuläßt, sich vorzustellen, daß er eine Leistung erbringt, die von anderen nicht mit „hervorragend" bewertet wird. Lieber „flüchtet" unser Patient in Kopfschmerzen und hat somit einen Grund, zur Prüfung gar nicht erst anzutreten.

Ein weiteres Beispiel

Eine 15jährige Anwaltsgehilfin kommt zu mir, weil sie seit ½ Jahr allnächtlich wieder einnäßt. Sie schildert sich selbst als die brave Tochter ihrer Eltern, die immer genau deren Anweisungen befolgt.

Bei dem Stichwort „brave Tochter" denke ich an mögliche sexuelle Versuchssituationen. Ich frage deshalb: „Andere Mädchen in Ihrem Alter haben oft schon Umgang mit Jungens. Haben Sie gar keine Jungenbekanntschaften?"

Die Patientin erwidert, daß auch sie im letzten Jahr mit ihren Kameradinnen an einem Tanzkurs teilgenommen habe. Ein Junge habe ihr dabei besonders gut gefallen und sie sei mit ihm ausgegangen. Nur einmal hätte er dabei unter ihren Rock gefaßt. Sie habe daraufhin die Beziehung zu dem Jungen abgebrochen, und – so erinnert sie sich – kurz danach sei das Symptom aufgetreten. Sie kann einen Zusammenhang zwischen der sexuellen Versuchungssituation und ihrem Symptom erkennen. In ihrer Erinnerung tauchen dann Szenen auf, in denen ihr, als sie auf dem Schoß des Vaters saß, der Rock hochgerutscht sei. Ihr Vater habe sie damals auf das „Ungebührliche" der Situation hingewiesen. („Das macht man nicht!") und habe den Rock glattgestrichen. Auch habe er ihren angeblich zu kurzen Rock damals ebenso wie heute bemängelt.

2.9 Die Fokussuche

In den letzten 10 Jahren hat die Bedeutung des Fokus für die Kurzpsychotherapie erheblich zugenommen. Wie im Vorwort zur 2. Auflage bereits mitgeteilt, bezeichnen manche Therapeuten die Kurzpsychotherapie daher auch als Fokaltherapie. Dabei deckt sich die Anschauung der verschiedenen Autoren über das, was als Fokus anzusehen ist, nicht in allen Fällen. Deshalb soll erläutert werden, was wir hier unter Fokus verstehen wollen:

Für uns ist Fokus derjenige Triebbereich, der durch pathologische Abwehrmanöver eine erhebliche Einengung für das Erleben des Patienten mit sich gebracht hat.

Für die Arbeit mit dem Patienten in der Kurzpsychotherapie, die sich im Hier und Jetzt vollziehen soll, ist es wichtig, die Aufmerksamkeit auch des Patienten auf den Fokus zu richten. Zuvor aber müssen wir selbst den Fokus erkennen und formulieren, z. B. indem wir überlegen: Die Hauptschwierigkeiten des Patienten scheinen im Umgang mit Geld zu liegen. Oder: Der Patient neigt dazu, eifersüchtig zu reagieren. Oder: Es fällt ihm schwer, sich von seinem Elternhaus zu lösen. Den Komplex, in dem sich die Hauptschwierigkeiten des Patienten manifestieren, können wir in bewußter Abhebung von anderen Interpretationen als Fokus ansehen und dem Patienten beispielsweise mitteilen: „Ich glaube, Sie so verstanden zu haben, daß Ihnen der Umgang mit Geld besonderen Kummer bereitet. Könnte diese Annahme stimmen?" Oder aber „Alle Ihre Schilderungen laufen darauf hinaus, daß Sie zwar sehr gerne bei Ihren Eltern sind, aber Schwierigkeiten haben, sich von Ihrem Elternhaus zu lösen. Sind Sie mit mir gleicher Meinung?" Es ist wichtig, ob und wieweit der Patient unserer Interpretation zustimmen kann oder nicht. Auf Einwände ist dabei einzugehen mit dem Ziel, diese nicht wegzudiskutieren, sondern gemeinsam zu überlegen, warum der Patient nicht einverstanden ist. Als feste Regel gilt, daß jeder Widerstand zuerst bearbeitet werden muß, ehe der Inhalt des Verdrängten bearbeitet werden kann. Das kann dadurch geschehen, daß der Arzt äußert:

„Nun, ich merke, Sie schließen sich meinen Überlegungen nicht an. Bitte sagen Sie einmal, worin Sie Ihre Hauptschwierigkeiten sehen." Meist bringt der Patient dann rationale Begründungen für sein Verhalten vor, geht jedoch auf unsere Frage nicht ein. Wir müssen in diesem Fall dem Patienten erklären, daß es im Augenblick nicht darauf ankommt, sein Verhalten zu verstehen und zu entschuldigen, sondern daß es uns wichtiger zu sein scheint, einmal gemeinsam zu überdenken, auf welche Punkte sich seine Schwierigkeiten reduzieren lassen. Wie wir das meinen, sollte dem Patienten anhand von Beispielen verdeutlicht werden. Je einfacher dabei das gewählte Beispiel ist, um so leichter wird es dem Patienten fallen, sich unseren Überlegungen, anzuschließen. Die größte Gefahr liegt hier wie auch später darin, daß der Arzt sich auf eine unfruchtbare rationale Diskussion einläßt, deren Folge ist, daß Fronten entstehen und die Übertragungs- und Gegenübertragungsbeziehungen schlechter werden. Damit ist aber eine wichtige therapeutische Chance bereits verbaut oder zumindest erheblich erschwert. Deshalb gilt jetzt wie später die dringende Empfehlung, sich bei auftauchenden Widerständen nicht auf Diskussionen mit dem Patienten einzulassen, sondern gemeinsam mit ihm die Widerstände zu betrachten und zu bearbeiten. Es ist falsch, den Widerstand einfach liegenzulassen und weiterzuarbeiten, er muß erst aufgearbeitet werden. Ich ziehe dazu den Vergleich mit einem Parcours bei einem Hindernisrennen heran. Wenn dort ein Pferd eine Hürde verweigert, so darf der Reiter auch nicht weiterreiten und erhält lediglich Strafpunkte abgezogen, sondern das Pferd muß umkehren. Es hat die Aufgabe, das Hindernis zu überwinden, ehe es weiterreiten darf. Gleiches gilt immer und ausnahmslos für jede tiefenpsychologisch orientierte Psychotherapie, also auch für die Kurzpsychotherapie.

In der Kurzpsychotherapie ist die Kenntnis und das Anerkennen des Fokus für den Arzt, aber auch für den Patienten von großer Bedeutung. Sie ermöglicht es uns, im Hier und Jetzt zu arbeiten und uns dabei der Hilfe der gesund gebliebenen Anteile des Patienten zu bedienen.

Unseres Erachtens ist der Fokus, ähnlich wie das Symptom, gleichzusetzen mit einer Situation, die durch inkompatible Kräfte aus einem Triebabwehrkonflikt entstanden ist. (Wir unterscheiden uns damit bewußt von anderen Anschauungen über das, was ein Fokus ist.) Fußend auf der Theorie von Freud bemühen wir uns, herauszufinden, welcher Triebbereich gestört sein könnte. Werden wir etwa hören, daß der Patient Schwierigkeiten bei der Erbringung einer ganz bestimmten Leistung hat, daß er z. B. mit seiner Aggressivität aneckt, so können wir schließen, daß seine Störung im analen Triebbereich liegt. Es kann auch sein, daß die Störungen den Kontaktbereich betreffen. So ist er etwa unfähig, sich in Gegenwart anderer zu äußern, obwohl er die Absicht dazu hat. Mancher Patient teilt uns depressive Verstimmungen mit. Vielleicht hat er außerdem Gewichtsveränderungen, meist im Sinne einer Zunahme registriert. Wir können dann annehmen, daß die Störung v. a. den oralen Bereich betreffen.

In anderen Fällen schildert der Patient uns Schwierigkeiten im Umgang mit seinem Sexualpartner. Vielleicht bietet er dabei auch körperliche Beschwerden an, die hysterisch anmuten. Wir können dann annehmen, daß seine Störung zum größten Teil im genitalen Triebbereich lokalisiert ist. Sicherlich werden sich die Beschwerden oft nicht auf einen Trieb reduzieren lassen, aber es wird nur selten der Fall sein, daß alle Triebe gleichmäßig gestört sind. Von diesen wenigen Fällen abgesehen, wird es uns gelingen, die Beschwerdeschilderungen um ein spezielles Antriebsgebiet (oral, anal, genital) zu zentrieren.

Unsere Reduktionen teilen wir dem Patienten nicht direkt mit. Wir versuchen vielmehr, unsere Überlegungen in die Worte des Patienten rückzuübersetzen. Das kann oft mit folgenden Worten geschehen: „Die meisten Ihrer Klagen laufen darauf hinaus, daß Sie Schwierigkeiten im aggressiven Bereich und im Bereich der Durchsetzungsfähigkeit haben" oder „Mir scheint, die meisten Ihrer Schwierigkeiten liegen auf sexuellem Gebiet." Immer sollten wir darauf achten, daß wir uns bei der Fokussuche auf einiges Wenige konzentrieren. Es ist nun von Bedeutung, wie der Patient auf die Berührung des Fokus reagiert. Meist wird Angst auftreten, die den Patienten dazu veranlaßt, erneut zu verdrängen, indem er z. B. die Existenz des Fokus leugnet oder rationale Erklärungen für sein Verhalten gibt. Wir teilen ihm dann mit, daß es im Augenblick nicht darauf ankomme, Begründungen für sein Verhalten zu finden, sondern daß wir zur Zeit lediglich daran interessiert seien, festzustellen, ob er anerkennen könne, daß seine Störungen auf einigen wenigen Gebieten beheimatet sind. Wir fügen an, daß wir ja gerade deshalb zusammengekommen seien, um gemeinsam zu überlegen, ob wir ihm bei evtl. vorhandenen Schwierigkeiten auf einzelnen Gebieten helfen können. Uns bewegt dabei die Hoffnung, daß in unserer Gegenwart, sozusagen unter dem Schutz des Therapeuten, der Patient ein Stück weit die Angst, die bei der Berührung des Fokus zwangsweise auftritt, aushalten kann. Wir können diese Angst etwas mildern, indem wir den Patienten darauf hinweisen, daß es viele Menschen gibt, die auf gleichem Gebiet Schwierigkeiten haben und daß es für sog. gesunde Menschen auch nicht immer leicht ist, mit jedem Trieb in rechter Weise umzugehen. Unter dem Schutz des Arztes und vor allem dann, wenn sich eine gute Arzt/Patienten-Beziehung konstelliert hat, wird der Patient einen Teil der Angst aushalten können, die die Berührung des Fokus zwangsweise bei ihm auslöst. Für die Durchführung einer analytischen Kurzpsychotherapie halte ich die Suche nach dem Fokus und die Herausarbeitung der auslösenden Situation für unumgänglich. Mir ist bewußt, daß nur Patienten, die über eine ausreichende Ich-Stärke verfügen, dabei aktiv mitarbeiten können und nicht gezwungen sind, erneut zu verdrängen.

2.10 Konflikt und Konfliktbewußtsein

Früher wurde ein Symptom als der unteroptimale Lösungsversuch für einen Triebabwehrkonflikt bezeichnet. Dabei haben wir die Bedeutung des Triebkonzepts für die Entwicklung und die Erlebnismöglichkeit des Menschen betont. Inzwischen sind die Ergebnisse der Narzißmusforschung v. a. von Kohut und Kernberg, die Anschauungen über die Borderlinestrukturen und die Berücksichtigung der Objektbeziehungsanalyse hinzugekommen. Dennoch bleibt die Bedeutung der Triebpsychologie zentral wichtig. Wenn wir unter der Bezeichnung „Konflikt" im psychopathologischen Sinn etwas anderes verstehen wollen, als in der Umgangssprache mit dem Wort ausgedrückt wird, so müssen wir uns in groben Zügen noch einmal das Triebkonzept von Freud in Erinnerung rufen bzw. uns damit beschäftigen.

2.10.1 *Vom Trieb und seiner eingeschränkten Bedürfnisbefriedigung hin zum Konflikt*

Sieht man einmal von den Symptomen ab, deretwegen uns Patienten aufsuchen, und wendet sich den Schwierigkeiten zu, in denen sich der Kranke oftmals befindet, so lassen sich diese auf einige wenige Themenkreise reduzieren. Vorwiegend gruppieren sich – zumindest z. Z. – die Probleme um folgende Gebiete:

1) Identität, Selbstwert und Objektbeziehungen,
2) Genußfähigkeit und Verlustängste,
3) Leistung, Besitz, Arbeit und Beruf,
4) Sexualität, Liebe und Partnerschaft.

Nahezu alle psychischen Schwierigkeiten unserer Patienten lassen sich unter diese 4 Formkreise subsumieren, die damit im wesentlichen der Libido entsprechen, mit der der Mensch bei der Geburt ausgestattet ist. In der zeitlichen Aufeinanderfolge sind das nach der primären libidinösen Besetzung des Selbst und der Fähigkeit zur Beziehungsaufnahme gegenüber Objekten und deren Konstanz v. a. die oralen, analen und sexuellen Triebe. Bekanntlich durchläuft jeder Mensch bis zu seinem 6. Lebensjahr bestimmte Phasen, in denen er den adäquaten Umgang mit seinen Trieben erlernt. Infolge der Ich-Reifung lernt er in diesen Phasen auch die entsprechende Steuerung der Triebe. Treten nun von außen her zu jener Zeit, z. B. durch Umwelteinflüsse, durch Frustrationen, Verlusterlebnisse usw. Behinderungen auf, so wird die Fähigkeit, mit den Trieben frei umzugehen, gestört, zumindest aber ist die vollständige Entfaltung des Triebes behindert. Diese Behinderungen schlagen sich als Charaktereigenschaften nieder. Kommt es also beispielsweise nicht zur vollen Entfaltung auf dem Gebiet der Oralität, so kann sich das als Unfähigkeit zum Genießen, aber auch als Gier- und Freßsucht, als Inappetenz und als Unfähigkeit zu Wünschen auswirken. In der analen Phase der Entwicklung wird der ungestörte Umgang mit Aggressivität, Leistung, Besitz und Geld und die Durchsetzungsfähigkeit erlernt. Es ist für den Menschen kennzeichnend, daß er in der analen Phase „Ich" zu sagen lernt. Am Widerstand wächst die Kraft und in der Trotzphase erst bildet sich die Persönlichkeit aus. Treten in dieser Zeit Behinderungen auf, z. B. dadurch, daß der Trotz zu frühzeitig gebrochen oder kanalisiert wird, so kann neben der gestörten Durchsetzungsfähigkeit auch der Umgang mit der Aggression erheblich behindert sein. Diese Menschen imponieren dann später manchmal als Überangepaßte, aber auch im Gegenteil als ewige Opponenten. In der genitalen Stufe schließlich , die auch die ödipale genannt wird und die dem Erwerb der Fähigkeiten im Umgang mit der Sexualität im weitesten Sinne dient, wirken sich Behinderungen am auffälligsten aus. Die dann eintretenden Charakterdeformitäten bezeichen wir als hysterisch. Sie können sich als Störungen im späteren Sexualleben bemerkbar machen. Auch neigen Menschen mit dieser Charakterstruktur zum Austragen ihrer Probleme im körperlichen Bereich, so daß dann neben Konversionssymptomen psychosomatische Erkrankungen im engeren Sinne entstehen können.

Der störungsfreie oder -arme Durchlauf dieser kindlichen Entwicklungsstufen garantiert neben der späteren angstfreien Verfügungsgewalt über die Triebe auch den Erwerb dessen, was wir im täglichen Sprachgebrauch einen „guten" Charakter und „gute" Charaktereigenschaften nennen. Unangenehme Charaktereigenschaften, also solche, die deren Träger oder die Umwelt stören, weisen immer auf Störquellen in der Zeit hin, in der der Umgang mit den Trieben erworben wurde, also auf Störquellen in der Kindheit. Im späteren Leben treten zwar oft Probleme *von außen* an viele Menschen heran; da in der Entwicklung behinderte Menschen aber weder den adäquaten Umgang mit den einzelnen Trieben erlernt haben, noch zu einer freien Entscheidung für die eine oder andere Problemlösung befähigt sind, so *verinnerlicht* sich bei ihnen das Problem und wird zum Konflikt. Dann ist aus dem (von außen kommenden) Problem oftmals ein Konflikt zwischen Trieb und Über-Ich geworden. Das Über-Ich wendet nun Abwehrstrategien an, die im Kampf mit den Triebansprüchen stehen. Da der Trieb nur selten vollständig verdrängt werden kann und das Über-Ich nur gelegentlich beschwichtigt wird, entsteht aus diesen inkompatiblen Kräften häufig ein Symptom. Während der psychisch gesunde Mensch, der über seine Triebe frei verfügt, auswählen und sich – wenn auch in Grenzen – Befriedigungen gestatten kann, scheitert der psychisch gestörte Mensch während des Konflikts entweder in oder an der Realität oder er entwickelt neurotische und psychosomatische Symptome. Die Symptomentstehung korrespondiert also in gewisser Weise mit ganz bestimmten, für den jeweiligen Patienten spezifischen Konflikten.

Schon aus den Klagen des Patienten erfahren wir, auf welchem Antriebsgebiet und in welchen speziellen Themenkreisen seine Hauptschwierigkeiten einzuordnen sind. Mit dem Patienten gemeinsam versuchen wir, diese einzuengen, indem wir beispielsweise ausdrücklich wiederholen: „Nach Ihrer Meinung liegt Ihre Hauptschwierigkeit auf dem Gebiet des fehlenden Kontakts zu Ihren Mitmenschen" oder „Ihr Problem liegt nach Ihrer Meinung im Umgang mit Aggressivität". Bei der Problemsuche soll der Patient uns helfen. Wir versuchen, sein Interesse dafür zu wecken. Stimmt der Patient unseren Überlegungen und Feststellungen zu, so ermuntern wir ihn, sich zu erinnern, ob und in welcher Weise auf dem gleichen Gebiet in der Vergangenheit schon einmal Schwierigkeiten ähnlicher Art auftauchten. Dabei sagen wir, daß wir uns vorstellen könnten, daß er früher vielleicht gleiche Probleme bereits hatte, diese damals allerdings geringer gewertet wurden bzw. tatsächlich schwächer waren. Wir fördern also sein Erinnerungsvermögen für gleiche oder ähnliche Situationen. Dann fragen wir danach, wie er in jenen früheren, vielleicht milderen Situationen reagiert bzw. welche Lösungsmöglichkeiten er gefunden habe. In unseren eigenen Überlegungen, die wir dem Patienten nicht mitteilen, gehen wir einen Schritt weiter. Wir prüfen, inwieweit dieses spezifische Problem mit dem Charakter des Patienten korrespondiert bzw. diesen belastet.

2.10.2 *Phantasierte und reale Problemlösungsstrategien*

Bei der Arbeit mit dem Patienten haben wir sein Interesse für die auslösende Situation geweckt und versucht, einen speziellen Fokus gemeinsam mit ihm herauszuarbeiten. Ferner haben wir danach seine Erinnerungen gefördert und ihm gezeigt, wie er früher wiederholt in gleichen oder ähnlichen Situationen zu scheitern drohte oder real gescheitert ist. Nunmehr ermuntern wir den Patienten, durchzuphantasieren, wie andere, gesunde Menschen mit diesem speziellen Problem fertig werden. Wir regen ihn an, zunächst darauf zu verzichten, uns mitzuteilen, warum er diese oder jene Lösung nicht ergreifen konnte, sondern schlagen vor, er möge einmal alle theoretischen Lösungsmöglichkeiten durchspielen. Diese vom Patienten mitgeteilten phantasierten Problemlösungen müssen wir durch Fremdbeispiele oder evtl. auch durch eigene Beispiele ergänzen.

Es ist erstaunlich, wie die Patienten, quasi unter dem Schutz einer guten (positiven) Übertragungsbeziehung, es oftmals wagen, während der noch laufenden Behandlung neue Problemlösungsstrategien auszuprobieren.

Es folgen 2 Beispiele für die Herausarbeitung des Konflikts und der Problemlösungen.

Fallbeispiele

Eine Frau, 35 Jahre alt, sucht mich wegen unklarer Herzbeschwerden auf. Alle internistischen Untersuchungen haben keinen krankhaften organischen Befund erbracht. Die attraktive Patientin berichtet, daß sie nahezu ständig Angst um ihr Herz habe. Sie habe das Gefühl, das Herz könne einmal stehen bleiben.

Im weiteren Verlauf des Erstgesprächs, das ich fast gar nicht unterbreche, teilt sie mit, daß ihre Ehe schlecht sei und daß sie sich mit der Überlegung beschäftige, ob sie sich scheiden lassen solle. Meine 1. Frage lautet: „Seit wann haben Sie diese Herzbeschwerden?"

Die Patienten kann darauf keine genaue Antwort geben, sondern erwidert: „Eigentlich schon immer." (Wir erinnern uns: Ohne die Herausarbeitung einer spezifisch auslösenden Situation ist die Möglichkeit für eine Kurzpsychotherapie erheblich eingeschränkt).

Da eine auslösende Situation im engeren Sinne nicht zu ermitteln ist, frage ich, ob sie festgestellt habe, zu welchen Zeiten ihre Herzangst verstärkt auftrete und ob sie einen Zusammenhang zwischen ihrer schlechter Ehe und ihren Herzbeschwerden sehen könne. Statt einer Antwort weint die Patientin, um dann zu berichten: „Ich telefoniere täglich mit meinem Vater. Wenn ich ein paar Tage nicht angerufen habe, dann verschlimmert sich stets meine Herzangst." Ich registrierte bei mir „schlechtes Verhältnis zum Ehemann, besonders enge Bindung an den Vater".

Nun frage ich die Patientin, wie vor ihrer Ehe ihr Verhältnis zu Männern gewesen sei. Sie berichtet daraufhin, daß schon einmal eine Ehe gescheitert sei. Ihr 1. Mann habe sie öfters geschlagen. Er habe nicht dulden wollen, daß sie so oft mit ihren Eltern in Verbindung trete. Dabei sei doch ihr Vater ihr einziger Halt.

(Bei dieser Erstbegegnung formuliere ich für mich die These, daß das Problem der Patientin ihre Beziehung zu Männern darstellt, und daß der Grund dafür die enge Bindung an den Vater gewesen sein könnte.)

In einer weiteren Begegnung ermuntere ich die Patientin, sich zu erinnern, wie in ihrer Kindheit und Jugend ihre Bekanntschaft mit männlichen Personen ausgesehen habe.

Daraufhin teilt die Patientin mit, daß sie einmal im Alter von 12 oder 13 Jahren vom Zahnarzt nach Hause geeilt sei. Dabei habe sie einen Wald durchqueren müssen. Dort habe sich ihr ein Mann auf einem Fahrrad mit unklaren Absichten genähert. Sie sei schnell nach Hause gelaufen in die Arme des Vaters, der sie beruhigt und ihr gesagt habe, daß sie sich vor allen schlechten Männern stets zu ihm flüchten könne. Später habe der Vater ihr die meisten Bekanntschaften mit Jungens verleidet. Ihre 1. Ehe sei durch „Zufall" und auf Drängen von seiten des Mannes zustande gekommen. Schon in dieser Ehe habe sie ähnliche Angstzustände um ihr Herz gehabt, wie sie sie jetzt habe.

Da in diesem Fall der Patientin ihre enge Verbindung zu ihrem Vater bewußtseinsnah oder vielleicht sogar voll bewußt ist, wage ich es, sie direkt darauf anzusprechen. Ich formuliere: „Könnte es ein, daß Ihre enge Verbindung zu Ihrem Vater den Verbindungen mit Männern im Wege steht?"

Wie zur Bestätigung teilt die Patientin daraufhin mit, daß ihr Verhältnis zu ihrer Mutter längst nicht so gut sei wie zu ihrem Vater. In einer weiteren Begegnung überlegen wir gemeinsam, welche Konfliktlösungsmöglichkeiten sich der Patientin anbieten. Zunächst teilt sie mit, daß sie eine neuerliche Scheidung erwogen habe. Ich weise darauf hin, daß auch die 1. Scheidung keine Befreiung von ihrem Symptom gebracht habe und schlage vor, zu überlegen, welche weiteren Lösungsmöglichkeiten für ihren Konflikt sich noch anbieten. Die Patientin reagiert heftig und sagt, daß sie die Bindung an den Vater auf keinen Fall lösen könne. Da zu dieser Zeit die Übertragungsbeziehung zu mir schon einigermaßen tragfähig ist, schlage ich vor, mit mir zusammen zu überdenken, ob sie eine Möglichkeit sieht, die Kontakte zum Vater einzuschränken.

Scheinbar ohne Zusammenhang teilt die Patientin mit, daß sie sich überlegt habe, eine eigene Berufstätigkeit zu ergreifen. Außerdem habe sie vor, ihre Hobbys mehr als bisher zu pflegen und auszubauen. Ich unterstütze die Patientin in diesen Überlegungen in der Hoffnung, damit ihr Selbständigwerden zu fördern und eine Ich-Stärkung zu erreichen. Der weitere Verlauf der Behandlung, der hier nicht mitgeteilt werden kann, zeigte, daß die Patientin in der Lage war, die Ablösung vom Vater (via Übertragung) allmählich doch noch zu vollziehen. Ihre Herzangst milderte sich damit und verschwand nach relativ kurzer Behandlungszeit vollständig.

Ein weiteres Beispiel

Die 40jährige Ehefrau eines Architekten sucht mich wegen eines unerklärlichen Juckreizes am Unterleib auf, für den die Internisten und Hautärzte keine Ursache finden können. Der Juckreiz besteht seit 3 Jahren. Über Einzelheiten ihrer damaligen Situation befragt, erzählt die Patientin, daß ihr Mann beruflich viel unterwegs gewesen sei. Ungefähr zu jener Zeit, so erinnert sie sich, habe sie die eheliche Untreue des Ehemannes entdeckt.

Danach sei der Juckreiz aufgetreten.

Die naheliegende Vermutung, daß sie sich mit den Manipulationen als Folge des Juckreizes ein Onanie-Äquivalent verschafft, spreche ich nicht aus. Für mich selbst formuliere ich, daß die Kenntnisnahme der ehelichen Untreue des Ehemannes bei ihr eine Versuchung auf sexuellem Gebiet dargestellt haben könnte. Auch diese Deutung unterlasse ich bewußt. Statt dessen schlage ich der Patientin vor, ihren Juckreiz, oder zumindest den Ausbruch desselben, in einem Zusammenhang mit den Seitensprüngen des Mannes zu sehen. Die Patientin kann dieses Deutungsangebot akzeptieren. Sie ist sich damit ihres Konflikts bewußt. In späteren Begegnungen besprechen wir, welche Möglichkeiten sie hat, um mit ihrem Problem fertigzuwerden. Sie kann sich beispielsweise auch einen Freund „nehmen", oder sie kann sich von ihrem Mann trennen. Beides kommt jedoch aus verschiedenen Gründen, die in der Charakterstruktur der Patientin liegen, nicht in Frage und würden wahrscheinlich auch ihr Problem nicht lösen. Eine weitere Möglichkeit sieht sie darin, zu überlegen, was sie unternehmen könnte, um ihren Ehemann wieder für sich zu gewinnen. Als nach einigen Rückschlägen die Patientin diese Lösungsmöglichkeiten praktizieren kann, verschwindet der Juckreiz.

2.10.3 Konflikt und Übertragung

Aus den vorgenannten Beispielen wird deutlich, wie das Bewußtsein des Konflikts in der therapeutischen Begegnung eng an die Übertragung geknüpft ist. Zwei weitere Beispiele sollen das ebenfalls illustrieren.

Fallbeispiel

Eine attraktive Patientin sucht mich wegen angeblicher Frigidität auf. Obwohl sie seit längerem in einer menschlich befriedigenden Beziehung mit regelmäßigen Sexualkontakten zu einem Manne steht, kann sie keinen Orgasmus erleben. Es wäre nun naheliegend, eine ödipale Konstellation zu vermuten und in einer Analyse ihr Verhältnis zu ihrem Vater und die dadurch möglicherweise entstandene Inzesthemmung gegenüber Männern zu bearbeiten. In der Kurzpsychotherapie reicht dazu die Zeit nicht. Ich muß deshalb anders vorgehen. Im Umgang mit dem Therapeuten wurde deutlich, daß sich die Patientin quengelig, nörgelnd und leicht vorwurfsvoll verhält. Aus ihrer Lebensgeschichte wird ersichtlich, daß sie eine ähnliche Haltung ihrer Mutter gegenüber hatte. Damit liegt die Vermutung nahe, daß sie ihre früheren Gefühle der Mutter gegenüber auf den Therapeuten überträgt.

Ich versuche, der Patientin zu zeigen, daß ihr Konflikt zunächst in ihrer Einstellung zur Mutter zu suchen ist. Beweise dafür würden u. a. ihr Verhalten mir gegenüber im Erstgespräch liefern, in dem ein objektiver Grund für ihr eigenartiges Auftreten nicht vorhanden war. Über die Bearbeitung der Beziehung zur Mutter, die als Konkurrentin erlebt wurde (natürlich um den Besitz des Vaters), konnte via Übertragung sich allmählich eine befriedigende Erlebnisfähigkeit – auch im sexuellen Bereich – einstellen.

Fallbeispiel

Ein Patient sucht mich auf, weil er infolge seiner homosexuellen Neigung Gesetze übertreten hatte. Es wäre nun vordergründig, die Homosexualität, seine Einstellung und die der Umgebung zur Homosexualität als seinen Konflikt zu betrachten. Obschon Homosexualität heute nicht mehr als Krankheit oder gar als Neurose verstanden wird, müssen wir nach wie vor damit rechnen, daß ein homosexueller Patient bei seiner Umgebung auf Unverständnis stößt und vielleicht auch selbst Schwierigkeiten hat, diese Seite seines Wesens anzunehmen. Im Verhalten des Patienten im Erstgespräch wird jedoch ein anderer Konflikt deutlich. Der Patient verhält sich nämlich dem Therapeuten gegenüber liebevoll und um intensive Zuneigung bemüht. Seine oral-fordernde Haltung wird vor allen Dingen durch seine Riesenerwartungen gegenüber der Therapie und dem Therapeuten sichtbar. Es gelingt, dieses Verhalten in eine Beziehung zu seiner Lebensgeschichte zu setzen, wo er sich seinen Geschwistern gegenüber in gleicher Weise benahm. Er nahm damals an, daß die Mutter seine Geschwister ihm vorziehen könnte. Jetzt hat er die Befürchtung, der Arzt könnte sich auch anderen Patienten außer ihm zuwenden und er könnte für den Arzt nicht den wichtigsten und bedeutendsten Patienten darstellen. Diesen Konflikt gilt es anzusprechen und nicht den vordergründigen Konflikt mit der Umwelt.

Diese beiden Beispiele mögen verdeutlichen, daß eine Konflikterhellung immer via Übertrag in der analytischen Situation zu erfolgen hat. Um den Konflikt zu finden, müssen einige Begegnungen vorausgegangen sein, die es dem Arzt ermöglichen, die zugrundeliegende Thematik aufgrund des Verhaltens des Patienten in der Situation mit dem Arzt zu erkennen. Von Bedeutung ist es, nicht den äußeren Konflikt anzusprechen, sondern die Übertragung im Konflikt. Dabei ist in der Kurzpsychotherapie folgendes zu beachten: Es muß versucht werden, die Übertragung auf den Arzt sich nicht uferlos ausbreiten zu lassen, weil zu deren Bearbeitung nicht ausreichend Zeit zur Verfügung steht. Machen sich Übertragungsphänomene bemerkbar, soll sogleich darauf eingegangen und die Übertragung nur in einem zu bearbeitenden Umfang zugelassen werden. Das kann geschehen, indem die Übertragung stets sofort dadurch gedeutet wird, daß das Verhalten des Patienten in der akuten Situation zu seinem speziellen frühkindlichen Verhalten gegenüber relevanten Bezugspersonen in Beziehung gesetzt wird.

2.10.4 Die Arbeit an und mit der Übertragung

Viele nicht analytisch orientierte Therapeuten bezeichnen mit Übertragung, falls sie diesen Begriff überhaupt verwenden, alle Gefühle, die ein Patient einem Arzt entgegenbringt. Wir halten diese Ausweitung des Übertragungsbegriffs für unzulässig und wollen etwas anderes darunter verstehen. Mit Übertragung bezeichnen wir in Anlehnung an Laplanche die Reaktivierung gewisser nur aus der individuellen Genese verständlicher Gefühle, die ehemals sinnvoll einem Objekt, meist einer nahen Bezugsperson, galten, für die jedoch in der Arzt-Patienten-Begegnung kein realer Anlaß vorliegt. Der Patient schafft sich erst durch seine Feldgestaltung diesen Anlaß. Unter Übertragung verstehen wir also zumeist Gefühle, die dem Therapeuten entgegengebracht werden, ohne daß aus der Person des Behandlers oder aus dessen Intentionen heraus dafür ein genügender oder ausreichender Grund vorhanden ist. Viele unserer Patienten benehmen sich in der therapeutischen Situation so, als wäre der Therapeut eine frühere Beziehungsperson.

Diese Reaktivierung von früher sinnvollen Gefühlen wird für den Patienten jedoch in der Arzt-Patienten-Begegnung stets mit dem Gefühl von Aktualität erlebt. Der Patient kann durchaus meinen, der Arzt verhielte sich wie seine Mutter, sein Vater usw.

Auch in der Kurzpsychotherapie ist in gleicher Weise wie bei der Analyse im engeren Sinne die Übertragung von äußerster Wichtigkeit. Die Arbeit an und in der Übertragung ist das A und O auch der Kurzpsychotherapie. Erfahrungsgemäß dauert es aber erst einige Zeit, und einige Begegnungen müssen vorausgegangen sein, ehe der Arzt in der Lage ist, zu erkennen, wie die Beziehung des Patienten zu ihm aussieht. Hat er sie jedoch einmal registriert, so muß er mit der Übertragung in der Kurzpsychotherapie anders umgehen als in der Analyse.

Während in der Analyse die Übertragung und deren Bearbeitung Gegenstand sehr vieler Behandlungsstunden ist, so kann wegen der Kürze der zur Verfügung stehenden Zeit die Übertragung in der Kurzpsychotherapie nicht in gleichem Maße zugelassen werden. Anders ausgedrückt: In der Übertragung sollte die Regression nur so tief zugelassen werden, wie sie auch in der zur Verfügung stehenden Zeit bearbeitet werden kann. Das kann dadurch geschehen, daß der Arzt jede Übertragungsäußerung sofort als solche registriert und dem Patienten mitteilt, bevor sich die Übertragung ausbreitet oder noch vertieft. Der Arzt kann also sagen: „Ich habe den Eindruck, jetzt verhalten Sie sich mir gegenüber genauso, wie Sie in Ihrer Jugend Ihrer Schwester, Ihrem Bruder usw. gegenüber reagiert haben." Eine wichtige Unterscheidung zur Analyse liegt ferner darin, daß der Arzt bei Übertragungsäußerungen jedesmal sofort eingreift und den Patienten auffordert, diese in eine Beziehung zur Vergangenheit zu setzen. Kann der Patient die Übertragungsdeutung akzeptieren, so soll mit den Einfällen oder mit den freien Schilderungen beim Patienten fortgefahren werden, ohne daß jetzt die Übertragung einen breiten Raum in der Behandlung einnimmt. Bei der Kurzpsychotherapie genügt es, wenn der Patient sich der Tatsache der Übertragung bewußt ist. Wir müssen hier die Übertragungsbeziehung bestehen lassen und bedienen uns ihrer im begrenzten Umfang, um weiter mit dem Patienten arbeiten zu können. Es scheint mir dabei legitim, diese zu einem milden suggestiven Vorgehen zu benutzen. Freilich müssen wir dabei die Gesamtbehandlungsstundenzahl für diesen Patienten im Auge haben, denn wir müssen vor Abschluß der Behandlung versuchen, den Patienten von dieser Übertragung abzulösen. Das kann und soll nicht anläßlich einer besonderen Begegnung am Ende der Therapie geschehen, sondern es ist von vornherein während der gesamten Dauer der Kurzpsychotherapie auf 3 Grundsätze zu achten:

1) Auch der Therapeut muß von Anfang an die Begrenztheit der Stundenzahl im Auge haben. Deshalb ist zu fordern, dem Patienten bei einer Kurzpsychotherapie gleich zu deren Beginn mitzuteilen, für welchen Gesamtzeitraum der Therapeut zur Verfügung steht.
2) Auftauchende Übertragungsphänomene sind sofort als solche anzusprechen, und eine tiefergehende Regression muß verhindert werden. Das geschieht u. a. auch dadurch, daß das analytische Setting in der Kurzpsychotherapie nicht vorgenommen wird. Weder liegt der Patient auf der Couch, noch sitzt der Arzt außerhalb des Blickfeldes des Patienten. Ich hoffe die Beziehung zur äußeren Realität, dadurch daß ich die Sessel nebeneinander stelle, stets im Blickfeld zu haben.
3) Der Therapeut sollte stets wissen und den Patienten auch merken lassen, daß die Übertragung etwas Unreales ist, da der Patient jetzt kein kleines Kind mehr ist und der Arzt nicht die Beziehungsperson darstellt, auf die hin der Patient überträgt.

Die praktische Arbeit an der Übertragung gestaltet sich etwa folgendermaßen:

Nach 3 oder 4 Begegnungen mit dem Patienten bitten wir diesen, uns mitzuteilen, wie er unser gemeinsames Vorgehen empfindet. Wir fordern ihn auf, möglichst frei seine Meinung über die äußeren Umstände, aber auch über unser, des Therapeuten Verhalten zu sagen. Der Patient soll mitteilen, wo er sich verstanden und wo er sich unverstanden fühlt und was wir nach seiner Meinung richtig oder falsch interpretieren. Außerdem soll der Patient uns seine Gefühle mitteilen, die er bei dieser Form der Arbeit während der Begegnung jeweils erlebt. Wir erläutern ihm dabei, daß wir unter „Gefühle" sowohl Allgemeingefühle als auch Körpersensationen verstanden wissen wollen. In die Patientenschilderung sollte auf keinen Fall korrigierend eingegriffen werden, selbst dann nicht, wenn der Patient etwas objektiv Falsches mitteilt. Äußert der Patient Gefühle in bezug auf uns, so muß mit ihm gemeinsam überlegt werden, ob dafür ein realer Grund vorliegt. Wir sollten den Patienten darauf hinweisen, daß infolge der Einhaltung der Abstinenzregel auf seiten des Behandlers der Patient wenig über den Behandler weiß, ihm dennoch aber bestimmte Gefühle entgegenbringt. (Unter Abstinenz wird die Notwendigkeit verstanden, daß der Behandler sich jeder Mitteilung über seine eigene Person, aber auch jedes Handelns innerhalb der Psychotherapie zu enthalten hat.) Vielleicht ist der Patient dann in der Lage, zu erkennen, daß er Gefühle aus seinem früheren Leben, die einer anderen Bezugsperson galten, auf den Analytiker überträgt, obwohl dazu kein realer Grund vorliegt.

Schon von der 3.–4. Begegnung an hat sich ein bestimmtes Klima zwischen Arzt und Patient eingestellt, dem sich beide nunmehr zuwenden. Dabei muß überdacht werden, warum gerade dieses Klima aufgekommen ist. Wir können vermuten, daß, je besser und gründlicher die analytische Vor- und Ausbildung des Arztes ist, um so weniger die Szenerie und die Atmosphäre vom Arzt, sondern um so mehr vom Patienten her bestimmt wird. Auch Ärzte ohne eine analytische Vollausbildung können eine Situation erreichen, die im wesentlichen vom Patienten her bestimmt ist, indem sie Zeiten und Umstände für die Arzt-Patienten-Begegnung wählen, in denen sie sich (selbst relativ affektfrei und ruhig) ohne Beeinflussung durch äußere Umstände dem Patienten widmen können. Der Arzt freilich sollte die bei ihm selbst auftauchenden Gefühle während der Begegnung mit dem Patienten beachten und registrieren. Er muß wissen, daß diese Gefühle bei ihm nicht nur durch die Schilderung des Patienten, sondern auch durch sein Unbewußtes und dessen Absichten hervorgerufen werden. Wir müssen lernen, den Worten des Patienten nur einen Teil unserer Aufmerksamkeit zu schenken. Gleichzeitig sollten die Vorgänge in uns selbst und die vermutlich in dem Patienten korrespondierenden Vorgänge registriert werden. – Noch immer gibt es leider Kollegen, die sich v. a. auf die verbale Mitteilung des Patienten verlassen, obschon die viel direktere Möglichkeit besteht, daß das Unbewußte des Patienten direkt zum Unbewußten des Behandlers „spricht“.

Viel Wahrheit liegt daher in folgendem Witz, so unärztlich er auch zunächst ausschaut: Eines Abends fährt in New York in einem Hochhaus ein Analytiker aus dem 18. Stockwerk abwärts. Im 5. Stockwerk trifft der noch junge Analytiker einen wesentlich älteren Kollegen. Während der junge Analytiker von des Tages Arbeit übermüdet ist, hat der ältere den Hut ins Genick geschoben und pfeift fröhlich vor sich hin, worauf ihn der jüngere anspricht und fragt: „Herr Kollege, ich bin sicher, Sie haben doppelt so viele Patienten wie ich. Ich verstehe nicht, wie Sie das aushalten, den ganzen Tag zuhören und zuhören und zuhören.“ Darauf erwidert der ältere Kollege: „Ach Gott, wer hört denn schon zu!“

Karikierend wird hier mitgeteilt, daß in der analytischen Begegnung das Zuhören nicht das Entscheidende ist, so bedeutungsvoll es dem Anfänger auch zu sein scheint.

Damit wird keineswegs der Wert der verbalen Mitteilung geschmälert. Es soll vielmehr der Blick für die unbewußten Mitteilungen erweitert werden, die sich z. B. zwischen den Worten manifestieren. Bei der Arbeit an der Übertragung muß aber auch stets die Reaktion des Arztes Beachtung finden. Immer wieder wird es Patienten geben, mit denen es nicht zu einer Verständigung kommt. Natürlich kann das am Patienten liegen. Es ist aber auch möglich, daß es am Arzt liegt. In allen diesen Fällen sollte der Versuch einer psychotherapeutischen Behandlung durch diesen Arzt nicht weiter betrieben werden. Der Patient muß dann einem erfahrenen Analytiker überwiesen werden. Das Eingeständnis, nicht mit allen Patienten gleich gut umgehen zu können, erfordert auf seiten des Arztes viel Freiheit. Die Freiheit, die Behandlung eines Patienten auch einmal ablehnen zu können, ist aus libidoökonomischen Gründen erforderlich. Im Umgang mit psychisch gestörten Patienten ist es ratsam, sich diese Freiheit zu nehmen. Nur in Krisenfällen kann davon eine Ausnahme gemacht werden. Weiß der Arzt um eigene Behinderungen auf bestimmten Gebieten, so sollte er auch alle die Patienten, die gleiche Behinderungen aufweisen, nicht in Therapie nehmen. F. Riemann hat eine sehr lesenswerte Arbeit (1969) geschrieben über die Frage, in welcher Weise die Struktur des Psychotherapeuten mit der Struktur des Patienten korrespondiert und wie beide aufeinander in bestimmter Weise einwirken.

2.11 Das Auftreten von Angst während der Behandlung

Wir müssen uns in Erinnerung rufen, daß Angst ein ubiquitäres Symptom bei allem psychischen Geschehen ist. Es wäre einseitig, sie etwa nur als Folge von Aggression bei einem Gegenüber sehen zu wollen, denn Angst tritt nicht nur interpersonell auf, sondern auch intrapersonell. Über die verschiedenen Aspekte der Angst sind dicke Bücher geschrieben worden. Uns interessieren hier nur 2 Gesichtspunkte. Oft hat die Angst Signalfunktion und ist lebensnotwendig. In einer schwierigen Situation, z. B. wenn sich uns ein betrunkener Autofahrer naht, kann die Angst lebenserhaltend sein, und Angstfreiheit bringt dann schwere Gefahren mit sich. Von dieser Angst haben wir die pathologische Angst abzugrenzen. Es kann sich dabei einmal um die übermäßige Steigerung einer an sich begründeten Angst handeln, z. B. dann, wenn uns die Angst zwingt, eine gefährliche Situation dramatisch überzubewerten, zum anderen kann es sein, daß die Angst an einer Stelle auftritt, bei der die meisten Menschen keinerlei Angst empfinden.

Was uns im Rahmen der Kurzpsychotherapie beschäftigt, ist die Triebangst, d. h. die Angst vor der freien Entfaltung des Triebes. Unsere Triebe werden nicht immer dadurch befriedigt, daß daß Triebziel erreicht wird, sondern sie erfahren auch eine Modifikation durch die Einengungen unseres Gewissens, also etwa durch das, was wir moralische Instanzen oder Über-Ich nennen. (Nicht interessieren sollen uns hier die an besondere Objekte gebundenen Ängste, die wir als Phobien bezeichnen.) Bei der Triebangst handelt es sich demnach darum, daß ein Triebwunsch oder eine -regung auf eine Schranke stößt, die das Gewissen aufgerichtet hat. Das Ich des Patienten wagt es nicht, dem Triebanspruch nachzugeben, weil es die Strafe von seiten des Gewissens fürchtet. In jeder psychotherapeutischen Behandlung, die sich an analytischen Kriterien orientiert, also auch in der Kurzpsychotherapie, tritt zwangsläufig eine Phase auf, in der durch Aufgabe der bisherigen Abwehr Angst entbunden wird. Bei der Herausarbeitung der auslösenden Situation, bei der Berührung des Fokus, aber auch bei der Arbeit an der Übertragung wird durch Nachlassen der Abwehr Angst freigestellt. Die Angst behält dabei ihren bedrohlichen Charakter. Jedoch ist die Situation für den Patienten jetzt anders, als er aufgrund seiner Vorerfahrungen zu erwarten gewohnt ist; infolge des andersartigen Verhaltens des Therapeuten, andersartig im Vergleich zu denjenigen Personen, auf die ursprünglich die Übertragung des Patienten abzielte, gelingt es dem Patienten, die Angst ein Stück weit auszuhalten. Außerdem gehen identifikatorische Vorgänge zwischen dem Patienten und seinem Behandler vor sich, die den Patienten in die Lage versetzen, die Angst zu ertragen.

Diese Angst bei Aufgabe der Abwehr macht sich auch in der analytischen Situation der Kurzpsychotherapie bemerkbar. Dafür kann es viele Anzeichen geben, die sich v. a. im Verhalten des Patienten kundtun und z. B. als Widerstand ihren Ausdruck finden. Der Behandler muß die Signale der Angst erkennen, darf sie aber keinesfalls bagatellisieren oder dem Patienten auszureden versuchen. Er muß vielmehr durch sein bloßes Dasein und die Art und Weise seines Soseins den Patienten befähigen, die Angst ein Stück weit zu ertragen. Erst danach kann dem Patienten gezeigt werden, daß auch andere Menschen Angst empfinden, wie sie ihre Angst erleben und wie sie mit ihrer Angst fertig werden. Dabei ist jedoch nicht zu vergessen, daß die Angst auch symptomverstärkend wirken kann. Das tritt u. a. immer dann auf, wenn einige zuvor erwähnte Regeln nicht ausreichend beachtet wurden, wenn also z. B. die Widerstände des Patienten gegen die analytische Arbeit nicht ausreichend bearbeitet worden sind oder aber, wenn die Übertragung in ihrer vollen Bedeutung nicht stets mit in die Arbeit einbezogen worden ist. Die Angst meldet sich auch dann, wenn im Rahmen der Kurzpsychotherapie der Patient das Gefühl hat, allein gelassen zu werden. Wenn viele Analytiker von der notwendigen Empathie sprechen, die die Behandlung begleiten sollte, so meinen sie wahrscheinlich damit jenes Gefühl der Zuwendung, das der Patient benötigt, um diese Angstspannungen zu ertragen. Die Angstspannungen, die der Patient auszuhalten vermag, hängt im wesentlichen davon ab, wieweit der Therapeut auf dem gleichen Triebgebiet in seinem Privatleben angstfrei zu agieren vermag. Es ist sicherlich so, daß die Angstfreiheit bzw. das Angstvolumen des Therapeuten sich in der Kurzpsychotherapie dem Patienten auch averbal mitteilt. (Diese Tatsache ist ein wichtiger Grund dafür, daß Ärzte niemals Patienten in Behandlung nehmen sollten, die Behinderung auf Gebieten aufweisen, in denen der Arzt selbst behindert ist.) Auch hier zeigt sich deutlich die Notwendigkeit einer Lehranalyse.

2.11.1 Vom Umgang mit der Angst

Bisher hat der Patient die Psychogenese seiner Beschwerden akzeptiert. Mit dem Arzt gemeinsam hat er die auslösende Situation herausgearbeitet. Dabei ist der bisher verdrängte Trieb seinem Bewußtsein gefährlich nahe gekommen. Hat bis dahin die Verdrängungsdecke dichtgehalten und den Patienten davor bewahrt, den verdrängten Trieb zum Erleben zuzulassen, so regt sich infolge der gemeinsamen Bearbeitung mit dem Arzt nunmehr der zurückgedrängte Trieb zumindest in der Erinnerung erneut in ähnlicher Weise, d. h. wie in der Versuchungssituation. Damit aber tritt zwangsläufig Angst auf.

Wir erinnern uns: Der Patient hatte aus in seiner persönlichen Lebensgeschichte liegenden Gründen zur Selbsthilfe gegenüber dem andrängenden Triebanspruch gegriffen. Er hat ihn aus seinem Bewußtsein verdrängt. Diese Verdrängung ist – wie Freud uns zeigen konnte – nur unvollkommen gelungen. Im Symptom hat sich dennoch ein Stück des Triebs, aber auch die Abwehr dagegen, durchzusetzen vermocht. Jetzt, nach Unterlaufen der Abwehr, die sich besonders gegen das Erinnern in der auslösenden Situation richtet, droht der Selbstschutz des Patienten (die Verdrängungsdecke) zusammenzubrechen. Damit aber meldet sich Angst. Sie kann sich verschieden äußern: Einmal ist es möglich, daß sich das Symptom verstärkt, das würde bedeuten, daß der Patient erneut, diesmal aber tiefer verdrängt. Es kann aber auch sein, daß der Patient auf unsere bisherige Arbeit mit Unruhe, Gereiztheit und Übererregbarkeit reagiert. Der Psychotherapeut kann diese Verhaltensauffälligkeiten dem Patienten sofort dahingehend deuten, daß mit hoher Wahrscheinlichkeit sich beide in ihrer Arbeit dem gefährlichen Triebanspruch nähern, und daß sich daher vermutlich Angst meldet. Der Patient soll sehen, erkennen und anerkennen, daß diese bei ihm auftretende Unruhe als Folge unserer Arbeit prognostisch günstig zu beurteilen ist, und daß sie einen 1. Schritt zur Neuorientierung darstellt. Was dabei dem Patienten an Angst zugemutet werden kann, soll an seiner sonstigen Lebensbewältigung gemessen werden. So kann der Arzt beim Patienten z. B. an dessen gesunde Persönlichkeitsanteile appellieren. Er kann darauf hinweisen, daß der Patient auf anderen Gebieten, als dem seiner Krankheit, das Leben erfolgreich bewältigt hat. Mit dieser Bemerkung wird erreicht, daß der Patient ein Stück der Angst aushält. Hat der Arzt jedoch Grund zur Annahme, daß die Angstüberflutung sehr groß sein wird, so muß anders vorgegangen werden. Dann muß darauf hingewiesen werden, daß der Patient jetzt in Behandlung steht und daher den Schutz des Arztes bei der Bearbeitung des bisher gehemmten Triebanspruchs zur Verfügung hat. Dies sollte mit einfachen Worten geschehen, etwa folgendermaßen: „Sehen Sie, Sie stehen jetzt in Behandlung und ich meine, daß wir beide gemeinsam die Angst und deren Ursachen werden bearbeiten können." – In analytischer Ausdrucksweise verstärkt der Arzt bei dem Patienten dessen Ich-Kapazität, indem er etwas von seiner Ich-Stärke leiht. – Nur ganz selten ist die auftretende Angst so groß, daß mit Psychopharmaka vorübergehend eingegriffen werden muß. Im allgemeinen allerdings sollte der Arzt auf die Hilfe von Medikamenten in diesem Stadium verzichten, denn die Angst ist oft ein wichtiges Motiv dafür, daß die weitere Arbeit fortgesetzt und dem gehemmten Trieb nachgespürt wird. Sicherheit und Ruhe auf seiten des Arztes bei der Angstentbindung im Patienten sind für die weitere Arbeit ‑die besten Voraussetzungen. Um diese Sicherheit und Ruhe selbst zu leben, muß der Arzt in der Lage sein, den gehemmten Trieb im Patienten zu erkennen und dessen mögliche Auswirkungen in der Realitätsbewältigung abzuschätzen.

Zu diesem Zeitpunkt endlich ist ein direktes Vorgehen erlaubt, etwa in dem Sinne, daß gefragt wird: „Wenn Sie nun den (oralen, analen, sexuellen) Trieb nicht verdrängen würden, sondern in sich hochkommen ließen, was würde dann wohl geschehen?" Wir erfahren durch diese Frage etwas über die Befürchtungen des Patienten. Ohne auf seine Befürchtungen einzugehen, zeigen wir dem Patienten anhand von Beispielen, wie gesunde Menschen ihren Trieb zur Verwirklichung zulassen.

2.11.2 Angstentbindung und -bewältigung in der Kurztherapie

Fallbeispiele

Eine 25jährige kaufmännische Angestellte weist mehrere vegetative Symptome wie zeitweise Herzjagen, plötzliche Schweißausbrüche, organisch nicht begründbares Hautjucken u. ä. auf. Im psychischen Bereich war sie durch ihre innere Unruhe und eine depressive Stimmungslage auffällig geworden.

Beim Erstinterview gab sie an, sie fürchte, ihrem Verlobten, den sie seit 1 Jahr kannte, nicht treu sein zu können.

Für die auslösende Situation wurde gefunden, daß ein in ihrer Wohnung tätiger Handwerker sie vor einem Jahr „verführt" hatte. Dieser angebliche Verführer sei ein richtiger Mann gewesen und den Koitus mit ihm habe sie „genossen". Aber seither bestehen Schuldgefühle.

Die Bearbeitung der auslösenden Situation ruft Angst bei der Patientin hervor. Körperlich reagiert sie mit anfallsweisem Herzjagen. Gleichzeitig hat sie von da an für einige Zeit das Bedürfnis, sich zu vergewissern, daß ich, der Therapeut, ständig erreichbar bin.

Es wird deutlich, daß die Bearbeitung ihres Sexualtriebs der Auslöser für die Angst ist. Da aber in der analytischen Atmosphäre der Kurzpsychotherapie eine Stellungnahme meinerseits zu der symptomauslösenden Versuchungssituation unterbleibt, sondern statt dessen konsequent ihre Übertragung auf mich (Warum wünscht sie, daß ich sie wegen dieses Vorkommnisses verachte?) bearbeitet wird, kann sie die Angst aushalten und weiterhin mitarbeiten, bis andere Facetten den Behandlungsfortgang bestimmen.

Fallbeispiel

In einem anderen Fall, in dem ein Patient mich wegen Magenbeschwerden ohne organische Ursache aufsuchte, stellte sich nach einigen Gesprächen heraus, daß der Patient nicht fordern kann. Bei Beförderungen in seinem Betrieb war er mehrmals übergangen worden. Wir wandten unsere Aufmerksamkeit gemeinsam dem Verhalten seiner Kollegen zu, die es geschafft hatten, befördert zu werden.

Der Patient teilte daraufhin seine Angst mit, daß ihm bei seinem Beförderungswunsch gekündigt werden könnte. Ohne diese Möglichkeit näher zu erörtern, überlegten wir gemeinsam, was zu tun sei, wenn dieser Fall eintritt: Der Patient fand, daß seine Chancen, anderswo unterzukommen, sehr gut seien und daß deshalb seine Ängste vor einer eventuellen Kündigung real nicht begründet sind. Ich zeigte ihm anhand von Beispielen, daß andere Patienten durchaus die Stellung wechseln, wenn sie die erhoffte Beförderung nicht erreichen. Gemeinsam mit mir konnte er (via Übertragung) jetzt die Angst aushalten.

Fallbeispiel

Ein anderer Patient mit einer typischen Gefügigkeitshaltung konnte keinerlei Aggressivität in sich hochkommen lassen. Er erlebte jegliche Aggressivität sofort als tödliche Bedrohung. An zahlreichen Beispielen aus seiner Umgebung erarbeiteten wir, wie andere Menschen mit ihrer Aggressivität fertig werden und diese kanalisieren. Der Patient erkannte, daß Aggressivität ein Teil des Lebens ist. Allmählich konnte er diesen Trieb zumindest teilweise akzeptieren und lernte unter dem Schutz der Übertragungsbeziehung, seine Aggressivität, wenn auch in begrenzter Weise, zu handhaben.

Die beste Gewähr für die Angstbewältigung ist eine günstige Übertragungsbeziehung. Der Arzt sollte diese daher in der Kurzpsychotherapie mit allen Mitteln fördern. Das kann geschehen, indem er den Patienten darauf hinweist, daß er bei Verschlimmerung der Beschwerden für ihn jederzeit erreichbar ist. Es kann auch einmal notwendig werden, daß die Intervalle zwischen den einzelnen Arzt-Patienten-Begegnungen verkürzt werden. Immer sollte aber gezeigt werden, daß die Mitteilung über die Angstentbindung ernst genommen wird.

Unter keinen Umständen darf der Versuch gemacht werden, dem Patienten die Angst auszureden oder sie zu verharmlosen. Das würde unweigerlich eine Verschlechterung der Arzt-Patienten-Beziehung und damit schlechte Übertragungsverhältnisse zur Folge haben. Die Sicherheit im Umgang mit der Angst des Patienten gewinnt der Arzt auch noch auf eine andere Weise: Je freier er, der Arzt, selbst über den korrespondierenden Trieb bei sich verfügt, um so leichter wird er die Triebangst des Patienten mittragen können. Die beste Voraussetzung zur Erlangung dieser Sicherheit ist die Lehranalyse oder die mehrjährige Teilnahme an Balint-Kursen. Stets sollte der Arzt wissen, daß der Patient auf dem therapeutischen Weg nur die Schritte gehen kann, die der Arzt ihm bereits nicht nur in seinen Kenntnissen und seinem Wissen, sondern auch in seiner Erfahrung vorausgegangen ist. Insofern gilt der Satz: „Der Patient gewinnt nur so viel Freiheit, wie der Arzt bereits hat".

An dieser Stelle sei noch einmal ausdrücklich und nachdrücklich auf die Notwendigkeit der Supervision, besonders für den Anfänger, hingewiesen. Jede Behandlungskontrolle ist dabei untrennbar mit einem Stück Eigenkontrolle der Angst im Arzt verknüpft.

2.12 Der Umgang mit dem Traum

Ob in der Kurzpsychotherapie neben der Bearbeitung von bewußten, oftmals auch vor- oder unbewußten Konflikten Traumarbeit stattfinden soll, wird unterschiedlich beurteilt. Wir haben uns in unserer Ambulanz und in der Klinik dazu entschlossen. Der Grund dafür ist, daß Freud angegeben hat, und wir vermögen ihm darin auch heute noch zu folgen, daß der Traum die Via regia zum Unbewußten ist. Erst durch die Arbeit an und mit dem Traum werden freie Assoziationen im Rahmen der Kurzpsychotherapie möglich und sinnvoll, während sie bei der Bearbeitung der Konflikte häufig die Rolle von Rationalisierungen und anderen Abwehrstrategien darstellen und somit zum Widerstand gerechnet werden müssen.

In der weiteren Arbeit wenden wir uns daher dem Traum zu. Wir bitten den Patienten, uns einen Traum aus letzter Zeit mitzuteilen. Als Begründung für diese Bitte führen wir an, daß wir den Traum als Mitteilung aus dem Unbewußten verstehen. Die Auswahl unter seinen Träumen überlassen wir dem Patienten. Häufig beginnt er mit einem Kommentar oder er schildert die äußeren Umstände, die vermutlich das Zustandekommen des Traumes begünstigten. In diesen Fällen unterbrechen wir und sagen freundlich, aber bestimmt, der Patient solle lediglich zunächst einmal den Traum berichten. Nach der Traumschilderung warten wir ab. Oft hat er dann erneut das Bedürfnis, uns einen Kommentar zu seinem Traum zu geben oder er fragt uns nach dessen Bedeutung. Wir gehen weder auf den Kommentar noch auf seine Frage ein, sondern schlagen ihm vielmehr vor, wie bei einem Puzzlespiel den Traum in seine Einzelheiten zu zerlegen und zu untersuchen.

Ehe wir uns dem Inhalt des Traumes im einzelnen zuwenden, versuchen wir, uns die Szenerie vom Anfang bis zum Ende des Traumes vorzustellen und den dynamischen Gehalt zu erfassen. Gleichzeitig achten wir auf die mitgeteilten oder zu vermutenden Affekte. Wir ermuntern dann den Patienten, zu einzelnen Traumteilen, jedoch nicht zum Traum im Ganzen, Einfälle zu äußern. Dazu müssen wir ihm zunächst anhand von Beispielen erläutern, was wir unter Einfällen und freien Assoziationen verstehen. Wir fördern dabei sein Erinnern insofern, als wir ihn anhalten, zu überdenken, ob er ähnliche Trauminhalte früher schon einmal bemerkt habe. Wir geben zu seinen Assoziationen zunächst keinerlei Kommentar ab. Am Ende dieser Arbeit mit dem Einfall zu den einzelnen Traumteilen schlagen wir dem Patienten vor, einmal zu überlegen, wie die dynamische Konstellation des Traumes ausschaut. Er wird dabei vielleicht erkennen können, daß manche Antriebsgebiete (also orale, anale oder sexuelle) besonders betont sind. Wir regen den Patienten an, den Konflikt des Traumes, der sich auf der unbewußten Ebene abspielt, herauszuarbeiten. Gleichzeitig soll der Patient uns mitteilen, welche Lösungen für den Konflikt der Traum vorsieht, bzw. ob er ohne eine Konfliktlösung abbricht. Anschließend ermuntern wir den Patienten, sich einen anderen Verlauf des Traumes vorzustellen und mit uns durchzuphantasieren. Wir selbst lassen nicht erkennen, welche innere Einstellung wir zu den einzelnen Traumteilen, aber auch zum Traum im Ganzen und zu seiner dynamischen Konstellation haben.

In der Arbeit am und mit dem Traum müssen wir uns in der Kurzpsychotherapie gewisse Beschränkungen auferlegen. Wir versuchen, die einzelnen Traumteile und auch die Einfälle dazu in eine Beziehung zur Genese und zur aktuellen Situation zu setzen. Der Schwerpunkt der Arbeit mit dem Traum liegt auf diesen beiden Gebieten. Es ist dabei die Aufgabe des Therapeuten, anhand der mitgeteilten Einfälle dem Patienten immer wieder Verknüpfungen zur aktuellen Situation, aber auch zur Genese herzustellen. Sind unsere Verknüpfungen zutreffend, so wird der Patient oftmals mit weiteren Assoziationen gleicher Richtung fortfahren.

Mit dieser Traumarbeit verbinden wir ähnliche Vorstellungen wie bei der tiefenpsychologisch orientierten Gestaltungstherapie: Unter Verzicht auf die Übersetzung in die Objektstufe wird versucht, direkt am Unbewußten und mit diesem zu arbeiten. Zu dieser Arbeit sollten wir uns freilich nur dann entschließen, wenn auf der Seite des Arztes das Gefühl vorherrscht, daß er den Patienten und seine Probleme versteht.

(Daß das Unbewußte des Patienten mit dem Unbewußten des Arztes korrespondiert, konnte Furrer 1969 in seinem Buch *Objektivierung des Unbewußten* nachweisen.)

Ausdrücklich sei davor gewarnt, den Traum lediglich allegorisch verstehen zu wollen.

Am Ende dieser Begegnung regen wir den Patienten an, den Traum noch einmal zu überdenken. Besteht eine gute Übertragungsbeziehung, so teilen die Patienten bei einer späteren Begegnung manchmal mit, daß sie einen ähnlichen Traum – allerdings mit verändertem Ausgang – nochmals gehabt haben.

Auch wenn uns Deutungsmöglichkeiten nahezuliegen scheinen, so verzichten wir doch auf deren Mitteilung, und zwar aus folgendem Grund: Jeder Patient hat für seine Verdrängungen und Entstellungen, die sich im Traum manifestieren, seinen in seiner psychischen Struktur liegenden Grund. Wenn wir nach so relativ kurzer Behandlungszeit diese Verdrängungen direkt ansprechen, geschieht häufig nichts weiter, als daß sich die Abwehr verstärkt und der Patient dann erneut, dieses Mal aber tiefer verdrängt. Es kann dann zum Auftreten eines psychosomatischen Symptoms kommen. Beim deutungsfreien Umgang mit dem Traum ist diese Gefahr jedoch wesentlich geringer, vor allen Dingen dann, wenn – wie bereits erwähnt – eine gute Übertragungsbeziehung zum Therapeuten besteht. Manchmal neigen die Patienten dazu, mehrere Träume hintereinander zu erzählen und füllen die ganze ihnen zur Verfügung stehende Zeit mit Traumberichten aus. Wir registrieren dieses Verhalten als ein Widerstandsphänomen, teilen dies dem Patienten aber nicht mit. In diesem Fall bitten wir den Patienten, selbst eine Auswahl unter seinen Träumen vorzunehmen und einen zu benennen, den wir uns gemeinsam näher betrachten wollen.

Häufig sind die Patienten durch ihre Träume geängstigt, weil sie meinen, der Traum habe zukunftsweisende Bedeutung. Wir schließen das zwar nicht aus, teilen aber mit, daß diese Möglichkeit sehr gering ist und nur bei einer kleinen Zahl von Träumen auftritt. Da auch wir nicht wissen, ob solch eine zukunftsweisende Richtung im Traum vorhanden ist, entschließen wir uns, den Traum als photographische Aufnahme des Inneren vom Patienten zum gegenwärtigen Zeitpunkt anzusehen. Außerdem können wir darauf aufmerksam machen, daß stets Verknüpfungen mit der Vergangenheit schon deshalb gegeben sind, weil der Mensch ein historisch Gewordener ist und sozusagen ständig seine Vergangenheit mit sich herumträgt.

2.13 Die Beendigung der Behandlung

In der Kurzpsychotherapie wird das Ende der Behandlung häufig von außen gesetzt. Zeitnot beim Patienten, aber auch beim Arzt können der Grund dafür sein, eine begonnene Kurzpsychotherapie nicht weiter fortzusetzen. Immer aber sollte die Gesamtdauer der Behandlung schon zu Beginn überdacht und festgesetzt werden. Damit ist von vornherein die Beendigung der Behandlung ins Auge gefaßt. Während in der Analyse im engeren Sinne eine Triebbefreiung und Änderung der Charakterstruktur intendiert wird, ist das Ziel der Kurzpsychotherapie wesentlich bescheidener. Symptomminderung, bzw. -aufhebung sollte uns als Behandlungsziel vorschweben.

Wenn es dem Patienten gelingt, mit unserer Hilfe in der Kurzpsychotherapie eine Abwehrform zu finden, die der Realität besser angepaßt ist, bzw. mit der es sich im täglichen Alltag leichter als zuvor mit dem Symptom leben läßt, so haben wir sehr viel erreicht und die Arbeit kann als erfolgreich angesehen werden. Die Änderung im Verhalten des Patienten durch Symptomwegfall bzw. durch Änderung der Abwehrform muß jedoch nicht unbedingt innerhalb der Therapie abgewartet werden. Wir dürfen hoffen, daß wir durch unsere Interventionen und durch die gemeinsame Arbeit mit dem Patienten auch Anregungen für Wandlungsprozesse gegeben haben, die nach Beendigung der Kurzpsychotherapie fortwirken und dann möglicherweise noch eine Leidensbefreiung beim Patienten in Gang setzen. Das Ende der Behandlung soll also nicht von einem veränderten Verhalten des Patienten abhängig gemacht werden.

Für eine gute Beendigung der Kurzpsychotherapie ist es wichtig, sich daran zu erinnern, daß die Übertragung in der Kurztherapie von vornherein nur einen begrenzten Umfang annehmen sollte und sich nicht uferlos ausbreiten darf. Haben wir im Laufe der Behandlung diesen Punkt besonders beachtet, haben stets sofort beim Auftauchen von Übertragungsphänomenen diese gedeutet und dabei auf die Psychogenese der Übertragung verwiesen, so wird gegen Ende der Behandlung der Versuch der Ablösung des Patienten vom Therapeuten leichter fallen. – Vermutlich ist jedoch in jeder Kurzpsychotherapie ein Rest von suggestivem Vorgehen enthalten, das v. a. durch die unzureichende Bearbeitung der Übertragung zustande kommt.

Die letzten Begegnungen mit dem Patienten benutzen wir dazu, um mit ihm auf der Ebene der Phantasie gemeinsam zu durchdenken, wie der Patient zurechtkommen wird, wenn sich bestimmte, bisher gehemmte Triebe bei ihm melden werden. So können wir beispielsweise mit ihm durchsprechen, wie er sich vermutlich jetzt verhalten, bzw. reagieren wird, wenn noch einmal eine ähnliche Situation auftritt, wie im Augenblick der Symptomauslösung. Oftmals müssen wir dem Patienten zugestehen, daß er uns – v. a. bei ungenügender Auflösung der Übertragung in Zukunft in größeren Intervallen erneut aufsucht.

Um die Übertragungsauflösung zu ermöglichen, bedienen sich viele Therapeuten folgender Technik: Gegen Ende der Behandlung bestellen sie ihren Patienten in immer größer werdenden zeitlichen Abständen ein. Es wird gehofft, daß dadurch eine Übertragung, die zuvor nicht allzu stark gewesen ist, sozusagen durch die Zeit von selbst beendet werden wird. Arzt und Patient sollten darum wissen, daß sie die Beziehungen zueinander infolge von Zeitnot nicht ausreichend haben bearbeiten können, und beide sollten sich die Möglichkeit belassen, sich auch in Zukunft gelegentlich zu begegnen. Oft habe ich erlebt, daß allein das Wissen darum, daß gegebenenfalls der frühere Therapeut erreichbar ist, dem Patienten ausreichend hilft. Manchmal erscheinen dann von Zeit zu Zeit Kartengrüße oder Briefe, auf die der Arzt am besten nicht antwortet, da sie auf eine nicht vollständige Ablösung zurückzuführen sind. Allmählich aber schläft dieser Kontakt von selbst ein und die Patienten nehmen die übertragene Besetzung auf den Analytiker zurück.

Leider wissen wir wenig oder gar nichts darüber, wie sich diese frustrierende Haltung des Therapeuten beim Patienten auswirkt. Ist er dann in der Lage, sich zu sagen: „Na ja, das ist nun einmal so", und akzeptiert er damit ein Stück der Realität, oder aber treten andere Reaktionsmechanismen an die Stelle der bisherigen Übertragungsbeziehungen? Niemals freilich sollte das Ende der Kurzpsychotherapie abrupt erfolgen. Wenn von Anfang an auf die Beendigung der Therapie hingearbeitet wurde und das Ende der Therapie als ein Stück Realität angesehen werden kann, so wird nicht erneut eine allzu heftige Frustration erlebt werden.

Bei der letzten Begegnung mit dem Patienten empfiehlt es sich, von diesem überdenken zu lassen, was nun eigentlich bei unseren Begegnungen geschehen ist. Von sich aus kann der Arzt anschließend noch einmal den Fokus benennen und andeuten, wie auf der Triebebene mit dem Grundkonflikt umgegangen wurde. Mit diesem sachlich-distanzierenden Überdenken der geleisteten Arbeit kann die Kurzpsychotherapie abgeschlossen werden.

2.14 Überlegungen zu alternativen Therapieformen als mögliche Ergänzungen einer Kurzpsychotherapie

2.14.1 Kurzpsychotherapie und Pharmakotherapie

In meiner Ausbildungszeit zum Psychoanalytiker galt noch die Regel: entweder Psychotherapie oder Pharmakotherapie. Inzwischen sind die Grenzen zwischen diesen beiden extremen Auffassungen aufgeweicht. Wir erleben, daß mancher Patient zu Beginn der Behandlung so von Angst überflutet ist, daß er unseren Worten nicht folgen kann und eine sinnvolle Arbeit mit ihm kaum möglich ist. Daher verwenden wir *anfangs* heute durchaus Anxiolytika vornehmlich aus der Reihe der Diazepame. Uns trägt dabei die Vorstellung, daß wir den Patienten zunächst einmal soweit von Angst freistellen müssen, daß wir in die eigentliche kurzpsychotherapeutische Arbeit eintreten können. Dazu dosieren wir eingangs ziemlich hoch, fallen aber sehr schnell ab und dehnen die Gaben von Diazepampräparaten nie über die Dauer von 3 nur in Ausnahmefällen von 6 Wochen aus. In dieser Zeit reduzieren wir ständig die Dosis, denn wir sind uns der suchtbildenden Möglichkeiten dieser Präparate durchaus bewußt. Mit zunehmender Festigung des Arbeitsbündnisses und v. a. bei einer positiven Übertragung werden diese Präparate allmählich auch entbehrlich. Niemals haben wir die Gabe von Diazepampräparaten über unsere kurzpsychotherapeutische Tätigkeit hinaus ausgedehnt oder gar zu einer Routinerezeptverordnung werden lassen.

Anders ist unsere Einstellung und unser Vorgehen bei Depressionen. Nach allgemeiner Auffassung kann die aus didaktischen Gründen notwendige Einteilung in endogene, organisch begründbare, reaktive und neurotische Depression im klinischen Alltag nicht beibehalten werden. So wichtig es in der Mehrzahl der Fälle ist, daß sich der Behandler darüber klar wird, ob im Einzelfall vorwiegend endogene Anteile das klinische Bild bestimmen oder ob es psychoreaktive sind, so sicher ist es andererseits, daß es auch bei endogenen Depressionen psychogene Auslöser geben kann. Im Rahmen der Kurzspsychotherapie sollten wir freilich endogene Depressionen im engeren Sinne nur in Ausnahmefällen, und dann auch mehr begleitend und supportiv und weniger aufdeckend behandeln.

Weil eindeutige Zuordnungen heute eher selten möglich sind, und auch bei neurotischen Depressionen endogene Anteile nicht mit letzter Sicherheit ausgeschlossen werden können, geben wir bei der Depressionsbehandlung im Rahmen der Kurzpsychotherapie fast stets auch Antidepressiva. Eine Beschränkung auf wenige Medikamente, um damit Erfahrungen zu sammeln, ist unbedingt angezeigt. (Selbstverständlich muß jeder Therapeut die Wirkweise der Antidepressiva, ob antriebssteigernd oder -mindernd, gut kennen.) Wir verwenden also die Antidepressiva parallel zur Kurzpsychotherapie, und zwar während der ganzen Zeit der Behandlung und manchmal auch darüber hinaus.

Hier noch ein Wort zur Selbstmordverhütung. Unter der Gabe insbesondere von stimmungsaufhellenden Antidepressiva und bei gleichzeitigem Einsatz von aufdeckender Kurzpsychotherapie kann unter Umständen der Patient eine solche Aktivität entwickeln, daß er (vorübergehend) selbstmordgefährdet ist.

Anzeichen dafür lassen sich fast immer den Träumen des Patienten in der mittleren Phase der Behandlung und aus seinen Assoziationen entnehmen. Bemerken wir solche Hinweise, sollten wir mit dem Patienten darüber sprechen und ihn nach Selbstmordgedanken fragen. Ein offenes Gespräch mit dem Patienten, wieweit etwa seine Gedanken schon zu vorbereitenden Handlungen geführt haben, oder wie stark diese Gedanken ihn bedrängen, hilft ihm meist ebenso, wie der Hinweis, daß wir bereit seien, in diesem Abschnitt der Behandlung die Intervalle zwischen den einzelnen Sitzungen zu verkürzen und ihm bei besonders bedrängenden Selbstmordgedanken auch telefonisch jederzeit zur Verfügung stehen. Freilich sollten wir das nur mitteilen, wenn wir wirklich erreichbar sind. Oftmals testen unsere Patienten uns dann, indem sie zwischen den Terminen anrufen, um beruhigt zu sein, wenn sie merken, daß wir auch am Telefon zuhören, ohne allerdings näher auf das Gespräch einzugehen, sondern sie auf die – dann allerdings in kürzestem zeitlichem Abstand folgende – Behandlungsstunde verweisen. Wir sagen dann regelmäßig: „Das müssen wir unbedingt in der nächsten Stunde besprechen." Unter dem Schutz einer guten Übertragungsbeziehung vermögen die meisten Patienten solche meist, Gott sei Dank, nur kurz anhaltenden Suizidimpulse in Schach zu halten. Oftmals empfiehlt sich allerdings ein Vorgehen, das meines Wissens Henseler als erster empfohlen hat. Diesem Ratschlag folgend teilen wir dabei dem Patienten mit, daß seine Selbstmordimpulse auch uns ängstigen, und daß wir dadurch in unserem therapeutischen Bemühen behindert werden. Wir schließen dann mit ihm einen Pakt, der durch Handschlag bekräftigt wird, daß er, solange er bei uns in Therapie steht, keine Selbstmordversuche durchführt. Ergänzend erfolgt eine Mitteilung, daß wir nur unter diesen Umständen in Ruhe weiterarbeiten könnten.

In mehr als 20jähriger Tätigkeit in der ambulanten und klinischen Depressionsbehandlung haben wir jedenfalls noch keinen Patienten während der Behandlung durch Selbstmord verloren. Gewarnt sei nachdrücklich davor, mit dem Patienten über die Notwendigkeit des Selbstmords bzw. der Selbstmordverhütung zu argumentieren. Der Patient würde sich vermutlich unverstanden fühlen und die Übertragungsbeziehung – ein wichtiger Bestandteil unserer Arbeit – würde erheblich belastet.

2.14.2 Kombination der Kurzpsychotherapie mit pragmatischen Methoden?

Manchmal taucht bei Teilnehmern an Kurzpsychotherapieseminaren die Frage auf, ob und wieweit man Kurzpsychotherapie mit pragmatischen Methoden kombinieren kann und soll.

Früher wurde ein puristischer Standpunkt vertreten. Die Unterscheidung zwischen sog. aufdeckenden Methoden, wozu neben der Psychoanalyse alle tiefenpsychologisch orientierten Verfahren gerechnet wurden, und den pragmatischen Methoden war total. Es herrschte ein Entweder-oder-Standpunkt. Inzwischen betrachten sich viele Vertreter der sog. pragmatischen Methoden als der Tiefenpsychologie nahestehend und berücksichtigen Übertragung und Gegenübertragung ebenso wie Widerstand. Daraus läßt sich ableiten, daß auch diese Verfahren der Tiefenpsychologie nahestehen.

Uns hat sich neben der Kurzpsychotherapie die Heranziehung des autogenen Trainings (AT) als Basismethode zur Resonanzdämpfung v. a. in der Anfangsphase der Behandlung empfohlen. Patienten, die von Angstparoxismen geschüttelt sind, oder die in panischer Weise hysterische Überaktivität zeigen, und die Gefühlsausbrüche auf demonstrative Art produzieren, reagieren auf den Einsatz der AT günstig. Wir beschränken uns dabei auf die Vermittlung der Unterstufe des AT. Dabei kontrollieren wir das Ergebnis der Übungen insofern, als wir uns über die Erlebnisse und Sensationen bei der Durchführung der einzelnen Formeln berichten lassen. Freilich sollte nach unserer Meinung in ein und derselben Sitzung nicht gleichzeitig im AT unterwiesen werden und eine tiefenpsychologische Bearbeitung der Konflikte erfolgen. Wir halten beides getrennt, wenden es aber parallel bei dem gleichen Patienten an. (Darauf hinzuweisen ist allerdings, daß bei der sog. „großen Psychotherapie" im Antragsverfahren bei der Krankenkasse zur Zeit eine Kombination von tiefenpsychologischen Methoden mit AT noch nicht gestattet ist).

Kombinationen von Kurzpsychotherapie mit anderen Methoden sind uns nicht bekannt.

3 Theoretische Grundüberlegungen

3.1 Symptom und Triebabwehr

Nach der psychoanalytischen Trieblehre stellt ein Symptom einen Kompensationsversuch des psychischen Organismus in einer Versuchungs- und Versagungssituation dar. Das Symptom kann somit auch positiv gesehen werden. Es ist ein Bewältigungsversuch, um mit einem Triebanspruch fertigzuwerden, dessen volle Befriedigung unser Über-Ich nicht gestattet. Dabei stellen wir uns den Ausbruch des Symtoms ungefähr folgendermaßen vor: Im Laufe seiner psychischen Entwicklung hat ein Kind auf eine für sich selbst spezifische Weise den Umgang mit seinen (oralen, analen und genitalen) Trieben sozusagen erlernt. Bei jedem Menschen werden die Triebe oder deren Derivate nur zum geringen Teil uneingeschränkt zur Befriedigung zugelassen. Unsere Umwelt, Tradition und Kultur nehmen Einfluß auf die Triebziele (= Wünsche). Infolge der besonderen familiären oder persönlichen Situation, in der sich das heranwachsende Kind oder der Jugendliche befindet, erfahren manche Triebe stärkere, andere wiederum weniger starke Einschränkungen. Tritt nun eine Situation auf, in der der bisher nur teilweise zum Erleben zugelassene Trieb in besonderer Weise stimuliert wird, nämlich eine sog. Versuchungs- oder Versagungssituation, so reicht bisweilen die bisherige Verdrängung nicht mehr aus, um mit dem Triebanspruch fertigzuwerden. Der psychische Organismus wehrt ab und „produziert" dann sozusagen das Symptom.

Im Symptom, so lehrte Freud, sind gleichzeitig Triebanspruch, als auch -abwehr enthalten. Mit dem Auftreten des Symptoms schwindet die Versuchungs- und Versagungssituation vollständig aus dem Bewußtsein des Patienten. Anstelle der bewußten Versuchung erlebt er jetzt ein Symptom, wie z. B. Angst, nervöse Gereiztheit, Übererregbarkeit, Eifersucht, Mißgunst usw. Für manche Patienten bedeutet nun das Symptom seinerseits erneut eine Kränkung oder eine Versuchung, die sie sich nicht gestatten dürfen, und sie verdrängen deshalb in einer 2. Phase auch noch das psychische Symptom. An seine Stelle tritt nach der doppelten Verdrängung (A. Mitscherlich) ein psychosomatisches Symptom. (Das ist allerdings nur *ein* Erklärungsversuch für psychosomatische Krankheiten. F. Alexander, Schur, Marty, Zepf, v. Uexküll u. a. haben andere Erklärungsmodelle entwickelt.)

Immer aber stellt das Symptom einen Kompensationsversuch für den betreffenden Menschen dar.

Allerdings ist die Stärke eines Symptoms oder seiner Aufwendigkeit niemals ein Gradmesser dafür, ob eine psychotherapeutische Kurzbehandlung Aussicht auf Erfolg bietet oder nicht. Dafür sind andere Kriterien notwendig. Kann die Zeit der Entstehung des Symptoms gegenüber dem bisherigen Leben des Patienten abgegrenzt werden, so haben wir einen Hinweis auf den Zeitpunkt der auslösenden Situation, die für die Beurteilung der Behandelbarkeit des Patienten sehr große Bedeutung hat. Je akuter ein Symptom begonnen hat, um so günstiger sind die Behandlungsaussichten. Hat sich jedoch das Symptom allmählich eingestellt, so dürfen wir annehmen, daß eine Versagung oder Versuchung als auslösende Situation im engeren Sinne nicht vorhanden war, sondern vielmehr eine Dauerbelastung vorgelegen hat. In diesen Fällen ist der Patient für eine Kurzpsychotherapie auf analytischer Basis meist nicht geeignet. Bei plötzlichem Beginn des Symptoms jedoch wenden wir unsere Aufmerksamkeit der auslösenden Situation zu.

Folgende Überlegungen mögen zur Verdeutlichung dafür dienen, daß im Symptom Trieb und Abwehr gleichzeitig enthalten sind: Bei einem psychogenen Fluor beispielsweise zwingt das Symptom zur Beschäftigung mit den Genitalien. Damit macht sich der sexuelle Triebanspruch bemerkbar. Gleichzeitig wird durch das Fluor die Ausübung der Sexualität zumindest teilweise behindert. Hierin drückt sich die Abwehr aus. Ähnliche Überlegungen gelten für die Impotentia coeundi.

Wenn wir in der Depression die Suche nach Kontakt sehen, so ist in dem Vereinsamungsgefühl des Depressiven gleichzeitig die Abwehr dagegen enthalten. Bekanntlich zieht sich der Depressive von den Objekten zurück, indem er sie in sich hineinfrißt, introjiziert und sich abkapselt.

Beim Waschzwang ist die Beschäftigung mit dem Schmutz als Triebwunsch evident. Gleichzeitig liegt im Ritual die Abwehr dieses Wunsches. In den meisten lärmenden hysterischen Symptomen können wir den Wunsch nach Sexualität erkennen. Das Verhalten der Hysterischen jedoch verhindert gerade die Erfüllung dieses Wunsches.

Es läßt sich, wenn wir nur danach suchen, stets im Symptom sowohl der Triebanspruch als auch die -abwehr erkennen.

3.2 Abwehr und Ich-Stärke

Bei jeder Begegnung soll sich der Arzt die Frage stellen: Wie sieht die Abwehr des Patienten aus? Zeigen sich im Verhalten Besonderheiten? Schweigt der Patient oder spricht er sehr viel? Ist er um Ausklammerung von Gefühlsäußerungen bemüht oder versucht er, einen bestimmten Eindruck beim Arzt hervorzurufen? Hat er die Schuld für seine Beschwerden auf andere projiziert oder leugnet er Konflikte?

Bei diesen Überlegungen ist stets der genetische Ursprung der Abwehr zu bedenken. Oft hat die biographische Anamnese des Patienten schon einen Hinweis darauf ergeben. So kann es z. B. sein, daß ein Kind im elterlichen Schlafzimmer Gelegenheit hatte, die Urszene zu beobachten und daß es darauf mit Weinen reagiert hat. Immer ist zu bedenken, daß die Abwehr zum Zeitpunkt ihres Erwerbs eine lebensnotwendige Leistung gewesen ist. Aber auch im späteren Leben kann sich der Erwerb mancher Abwehrform als notwendig erweisen. So sind beispielsweise zu Zeiten von Kriegsgefangenschaft oder ähnlichen Ausnahmezuständen Projektionsmechanismen als Abwehr lebensnotwendig, um mit der eigenen Aggressivität fertig zu werden, die den Betreffenden sonst in schwierige, vielleicht sogar lebensbedrohliche Situationen bringen kann. Anders aber im durchschnittlichen Alltagsleben. Behält auch hier der Mensch bei minimalen Belastungen seine bisherigen, als Kind erworbenen Abwehrformen bei, so sind diese als pathologische Phänomene zu werten. Rationalisierung, Verleugnung, Projektion und phantasiertes Ungeschehenmachen sind die häufigsten Formen der pathologischen Abwehr (s. A. Freud 1958). Zu bedenken ist, daß jeder Kranke aufgrund seiner Charakterstruktur anders abwehrt. So wissen, vereinfacht ausgedrückt, die Zwanghaften scheinbar alles, aber erleben nichts, während die Hysterischen alles erleben, aber nichts wissen. Die Depressiven fressen das Abgewehrte als Introjekte in sich hinein.

Es ist zu berücksichtigen, daß die Abwehr und mithin auch das Symptom einen brauchbaren Kompromiß im Leben darstellen kann. So ist es z. B. leichter, mit einer umschriebenen Phobie zu existieren, als mit frei flottierenden Ängsten.

Auf die Frage nach der Form der Abwehr folgt die Frage nach dem abgewehrten Triebanspruch. Wie oben mitgeteilt, geht die Psychoanalyse von 3 Grundtrieben aus: Oralität, Analität und Sexualität, die noch weiter aufgefächert werden können. Für das rückschauende Überdenken ist es von Bedeutung, zu wissen, welcher der 3 Triebe abgewehrt wurde, denn selten kommt es vor, daß der Patient sich allen 3 Trieben gegenüber in Abwehrstellung befindet.

Als nächstes ist zu überlegen, wie die gesund gebliebenen Persönlichkeitsanteile des Patienten aussehen. Damit ist (in psychoanalytischer Ausdrucksweise) die Ich-Stärke des Patienten gemeint. Für unsere therapeutischen Interventionen ist von Bedeutung, wieweit der Patient außerhalb des abgewehrten Triebes gesund geblieben ist, wieweit er belastbar ist und was ihm zugemutet werden kann. Zur Klärung dieser Frage kann die allgemeine Lebensbewältigung des Patienten überdacht werden. Wie kam er in Ehe und Familie zurecht? Wie hat er sich im Beruf durchgesetzt? Wie hat er trotz seiner Behinderungen bisher sein Leben gemeistert? Was ist ihm an Selbstbehauptung noch geblieben? Mit diesen Überlegungen soll die Ich-Kapazität geschätzt werden.

Bei ausreichender Ich-Stärke werden die aufgefundenen gesund gebliebenen Persönlichkeitsanteile nun gegen pathologische Abwehrmechanismen eingesetzt. Das geschieht z. B. auf folgende Weise: Ich appelliere in der Behandlung an die Fähigkeit des Patienten, regelmäßig und pünktlich zur Behandlung zu erscheinen und weise daruf hin, daß die Verantwortung dafür, ob es zu einer Kurztherapie kommt, im wesentlichen bei ihm selbst liegt.

In der Behandlung manifestiert sich die Abwehr als Widerstand und kann sich als Schweigen, Weglaufen oder Nichtakzeptieren von Deutungen sichtbar machen. Auch dabei kann ich mich zur Unterwanderung dieser Abwehrformen der gesund gebliebenen Persönlichkeitsanteile bedienen, indem ich darauf hinweise, daß er in einer anderen Situation (die ich benennen muß!) nicht schweigt, wegläuft oder widerspricht. Ich gehe damit wesentlich aktiver vor als in der Analyse im engeren Sinne, wo niemals in dieser Form eingegriffen wird. Die Zeitbegrenzung aber zwingt mich dazu, und die bescheidenere Zielsetzung rechtfertigt m. E. das aktive Vorgehen. Dabei bin ich mir bewußt, daß mancher diese Art des Vorgehens als suggestiv bezeichnen wird. Aber auch Freud hat darauf hingewiesen, daß in der praktischen Arbeit am Patienten es nicht zu vermeiden sein wird, das Gold der Analyse mit dem Kupfer der Suggestion zu legieren.

(Auch H. Thomä als Herausgeber hat in dem lesenswerten Buch *Vom spiegelnden zum aktiven Psychoanalytiker* betont, daß heute eine viel aktivere Haltung des Therapeuten notwendig ist als zu Zeiten Freuds.)

3.3 Widerstand

Unter Widerstand verstehen wir im Rahmen der Kurzpsychotherapie auf analytischer Basis zweierlei:

Einmal soll damit die Tatsache gemeint sein, daß sich Patienten aufgrund ihrer Vorerfahrungen dagegen wehren, psychisch krank zu sein. Nach unserer Tradition ziehen die meisten es vor, somatische Krankheiten vorzuweisen. Sie wollen lieber körperlich krank als psychisch gestört sein. Dieser allgemeine Widerstand stellt sich jeglicher psychotherapeutischer Arbeit entgegen. Er macht sich nicht nur im Umgang mit Patienten, sondern auch in der Begegnung mit somatisch orientierten Kollegen bemerkbar.

Als 2. Form des Widerstands ist hier die Form der Abwehr gemeint, die sich der eigentlichen analytischen, d. h. aufdeckenden Arbeit entgegenstellt. Während die 1. Form, der allgemeine Widerstand, sich durch Festhalten am körperlichen Symptom kundtut, und damit u. U. jegliche Psychotherapie unmöglich macht, manifestiert sich die 2. Form des Widerstands oft in den zahlreichen Fehlleistungen bei der psychotherapeutischen Arbeit. Diese zeigen sich z. B. folgendermaßen: Der Patient „vergißt" den Termin, den wir ihm für unsere Begegnung mitgeteilt haben, oder er kommt zu spät zur angesetzten Stunde. Als Widerstand ist ferner anzusehen, wenn der Patient ständig versucht, auf alle unsere Deutungsangebote rational einzugehen, statt sie emotional auf ihre Stimmigkeit hin zu untersuchen. Eine weit verbreitete Form des Widerstands ist auch die der scheinbaren Zustimmung. Die Patienten reagieren dann auf Interpretationen mit „Ja, aber...". Mit diesem ‚aber' erschweren sie nach vorheriger angeblicher Zustimmung alle Deutungsangebote.

In der somatischen Praxis ist es der Arzt gewohnt, mit dem Patienten zu argumentieren, indem er z. B. auf objektive Befunde hinweist. In der Kurzpsychotherapie darf jedoch niemals mit Argumenten auf den Widerstand des Patienten eingegangen werden. Der Widerstand soll allerdings auch nicht einfach umgangen werden, so als sei er nicht vorhanden. Ist der Arzt sich der Richtigkeit seiner Deutung einigermaßen sicher, so empfiehlt es sich, dem Patienten anzubieten: „Wir wollen einmal gemeinsam überlegen, warum Sie Schwierigkeiten haben, meinen Deutungsvorschlag zu akzeptieren". Bei den meisten Deutungen in der Kurzpsychotherapie handelt es sich um Zusammenhangsdeutungen zwischen dem jetzigen Beschwerdebild mit der Psychogenese oder um Deutungen aufgrund der Übertragung. Auf beiden Gebieten kann der Arzt nach einiger Zeit Sicherheit hinsichtlich seiner Deutungsangebote entwikkeln, so daß er auch deshalb im Umgang mit dem Patienten bewußt darauf verzichten kann, dessen Argumente rational zu entkräften.

Manche Patienten, u. a. solche mit psychosomatischen Symptomen und Krankheiten, lassen von Anfang an einen Widerwillen gegenüber der Beschäftigung mit psychischen Fragen und Zusammenhängen erkennen. Für uns stellt sich dann die Frage, wie aus einem somatischen Patienten ein Patient wird, der die Psychogenese seiner Beschwerden anerkennt. Häufig sind diese Patienten in absehbarer Zeit weder für eine Langstreckenanalyse noch für eine Kurzpsychotherapie auf analytischer Grundlage zu gewinnen. Immerhin mag es gelingen, in Gesprächen ihr Interesse für psychologische Zusammenhänge zu wecken. Das kann dadurch geschehen, daß wir – belegt durch Beispiele – Verknüpfungen zwischen Soma und Psyche aufzeigen. Unsere Erläuterungen und Erklärungen, die wir dann als Arbeit am allgemeinen Widerstand bezeichnen können, sollten immer von Pausen unterbrochen sein, in denen der Patient Gelegenheit hat, sich auf uns und unsere Mitteilungen einzustellen und selbst seine Meinungen und Einfälle dazu vorzubringen. Auch hierbei ist es wichtig, sich in keinem Fall auf ein Argumentieren und Rationalisieren einzulassen. Besser ist es, den Patienten durch das Aufzählen weiterer Beispiele zur Akzeptierung von psychosomatischen Zusammenhängen bereitzumachen. Unsere Mitteilungen müssen dabei sehr viel allgemeiner bleiben als bei der eigentlichen Kurzpsychotherapie, und unser Angebot, sich einer Psychotherapie im weitesten Sinne des Wortes zu unterziehen, sollte sehr viel weniger deutlich sein. Den Patienten, die einen solchen allgemeinen Widerstand bieten, stellen wir am Ende unserer Begegnung anheim, uns demnächst erneut mit psychischen oder somatischen Beschwerden aufzusuchen. Wir lassen ihnen quasi die Wahl, uns in Zukunft auf der Stufe ihrer Leiblichkeit oder ihrer Psyche zu begegnen. Dann müssen wir zunächst darauf verzichten, eine Psychotherapie durchzuführen, können jedoch bei späteren Begegnungen immer wieder versuchen, das Interesse der Patienten für psychosomatische Zusammenhänge zu wecken.

Unter allen Umständen ist auch in der Kurzpsychotherapie die altbewährte Regel zu beachten: Widerstandsarbeit geht aller anderen Arbeit vor. Macht sich ein Widerstand bemerkbar, so ist keinesfalls auf den Inhalt des Gesagten einzugehen, sondern es ist vorher unbedingt die Bearbeitung des Widerstands vorzunehmen. Erst wenn der Patient seinen Widerstand aufzugeben bereit ist, kann mit der Inhalts- und Zusammenhangsdeutung fortgefahren werden.

4 Besondere Situationen

4.1 Die Mehrpersonensituation

Gelegentlich wird der Patient von einem Angehörigen in unsere Sprechstunde begleitet. Oftmals entsteht dann die Frage, ob der Angehörige mit in das Sprechzimmer hineinkommen kann. Fast regelmäßig ergibt sich diese Situation bei jugendlichen Patienten. In allen diesen Fällen verhalten wir uns noch passiver als in der Zweiersituation, d. h wir überlassen dem Patienten und seinem Angehörigen die Initiative und die Entscheidung. Dabei registrieren wir sorgfältig, wie der Patient mit seinem Angehörigen und dieser mit dem Patienten umgeht. Vielleicht werden wir dabei ganz bestimmte Beobachtungen machen.

Natürlich interessieren uns besonders die Interaktionen zwischen den oder dem Angehörigen und dem definierten Patienten. Wenn wir diese Erstbegegnung überdenken, erscheint es uns oftmals fraglich, ob der uns präsentierte Patient auch wirklich der einzige Erkrankte ist, oder ob es sich um eine Erkrankung des Familienverbands bzw. einer Gruppe der miterschienenen Beziehungspersonen (z. B. eines befreundeten Paares mit Sexualkontakten) handelt. Solange wir uns nicht als Familientherapeuten im engeren Sinne betrachten, ist es ratsam, das Augenmerk in solchen Begegnungen nicht mehr auf den Einzelnen zu richten, sondern die Beziehung untereinander zu klären und auch zu behandeln. Oft ist es augenscheinlich, wie das Verhalten des einen das des anderen bedingt. Als Beispiel mag der Besuch eines Patienten mit einer Organneurose und seines Angehörigen in der Sprechstunde dienen.

Fallbeispiel

Ein Abiturient mit Herzangst sucht mich gemeinsam mit seiner Mutter auf. Während der Sohn mir seine Beschwerden schildert, greift die Mutter immer wieder korrigierend in das Gespräch ein. Außerdem ergänzt sie die Schilderungen des Sohnes. Allmählich wird der Redefluß des jungen Mannes sparsamer, dafür ergreift mehr und mehr die Mutter das Wort, um dann schließlich fortzufahren:

„Wissen Sie, Herr Doktor, mein Sohn ist überhaupt so unselbständig. Alles muß ich noch für ihn tun. Nichts erledigt er selbst. Ich weiß nicht, wie das weitergehen soll, wenn er jetzt das Abitur hinter sich gebracht hat."

Im Verhalten wird hier deutlich, daß nicht nur eine psychische Erkrankung des Sohnes vorliegt, sondern daß die Mutter mitbetroffen ist. Durch ihr Verhalten „zementiert" sie die Unselbständigkeit des Patienten.

Ähnliches finden wir oft bei männlichen Herzneurotikern, die uns meist in Gegenwart ihrer Mutter aufsuchen. Es entwickelt sich dann ein eigenartiger Interventionsstil, den wir sonst nirgends beobachten konnten. Er zeichnet sich dadurch aus, daß der Bericht der beiden an den Arzt wie aus einem Munde zu kommen scheint. Oft fängt einer der beiden Beteiligten an zu erzählen, und der andere nimmt mitten im Satz den Gesprächsfaden auf und ergänzt. Das sieht dann folgendermaßen aus:

Sohn: „Ich habe solche Herzschmerzen.“
Mutter: „Und natürlich auch Schlafstörungen.“
Sohn: „Dann bin ich immer unruhig und muß Hilfe herbeiholen.“
Mutter: „Ja, und mit dem Essen klappt es auch nicht.“
Sohn: „Ich esse viel zu viel. Deshalb habe ich Übergewicht.“
Mutter: „Und alles ist furchtbar aufregend.“

Der Sohn erscheint hierbei gar nicht als selbständige Person. Beide leben in einer Symbiose. Hier muß eine Therapie an den Beziehungen der beiden zueinander ansetzen und in vorsichtiger Weise die Lösung voneinander intendieren. Oftmals wird man es dann für eine ganze Reihe von Sitzungen hinnehmen müssen, daß beide Personen zur Behandlung erscheinen. Erst später kann durch Ich-Stärkung eine Nachreifung des Sohnes und damit eine Distanzierung von der Mutter erreicht werden. Im nachfolgenden Fall war die Situation schwerer durchschaubar.

Fallbeispiel

Nach telefonischer Voranmeldung sucht mich die 42jährige Ehefrau eines Juristen auf, der Bürgermeister in einer kleinen rheinischen Gemeinde ist. Die Patientin war zuvor in der Universitätshautklinik Düsseldorf untersucht worden, weil sie einen urtikariaähnlichen Befund aufwies. Noch ehe die Patientin bei mir erscheint, kommt ihr Ehemann und sagt, er wolle unbedingt bei der tiefenpsychologisch orientierten Untersuchung seiner Ehefrau dabei sein. Da er diesen Wunsch nicht in Gegenwart seiner Frau äußert, reagiere ich zurückhaltend und teile mit, daß ich zunächst mit seiner Frau allein sprechen müsse. Die Patientin erklärt dann, daß sie auf keinen Fall wünsche, daß ihr Mann beim Erstinterview dabei sei. Schon vor der Untersuchung fällt mir dieses merkwürdige Arrangement auf. In der Erstbegegnung, die ich mit der Patientin allein durchführe, erfahre ich dann, daß diese die 2. Frau des vor einigen Jahren geschiedenen Bürgermeisters ist und Schwierigkeiten mit dessen 16jährigem Sohn aus 1. Ehe hat. Ihr Mann, der Vater des Stiefsohns, wolle diese Schwierigkeiten nicht wahrhaben. Als Beweis dafür, daß die Schwierigkeiten objektiv vorhanden sind, berichtet mir die Patientin, daß der Junge von der Schule verwiesen worden sei, obschon sein Vater in der gleichen Gemeinde Bürgermeister ist. Diese 3 Personen, Ehemann, dessen 2. Ehefrau und Sohn bzw. Stiefsohn, kommunizieren so schlecht miteinander, daß eine gemeinsame Verständigung kaum möglich ist. Eine von ihnen, nämlich meine Patientin, ist krank geworden.
Wie sich in späteren Gesprächen herausstellt, schiebt jeder der 3 Familienmitglieder die Schwierigkeiten auf einen anderen. Es ist daher gar nicht möglich, in diesem Stadium die ganze gestörte Einheit gemeinsam zu behandeln, sondern ich muß mich darauf beschränken, jeden einzelnen zu therapieren. Dabei ist zu vermuten, daß erst nach Zerfall dieser Einheit eine Ausheilung bei jedem einzelnen möglich sein wird.

Am Ende einer solchen Erstbegegnung registrieren wir manchmal, daß der Patient zwar Symptomträger im medizinischen Sinn ist, daß die Störung jedoch eine größere Einheit betrifft, eine Mutter-Sohn-Symbiose etwa oder einen Familienverband. Diese Überlegung, daß nämlich der Patient zwar der manifest

Kranke ist, die Krankheit aber eigentlich eine größere Gruppe betrifft, versuchen wir vorsichtig mit dem Patienten und seinem Angehörigen zu besprechen und warten die Reaktion darauf ab. Nicht immer räumen die Angehörigen die Möglichkeit ihrer Miterkrankung ein. Allzu oft sind sie aus inneren Gründen gezwungen, den Patienten allein als Kranken anzusehen. In diesen Fällen insistieren wir nicht, schlagen jedoch vor, daß, wenn schon der Patient ihrer Meinung nach der alleinige Kranke sei, in Zukunft der Patient auch allein bei uns erscheinen möge. Wir hoffen, den Patienten durch unsere Zuwendung vom Druck seiner Umwelt etwas entlasten zu können.

Gehen die Angehörigen jedoch auf unsere Überlegung ein, nämlich, daß der Kranke zwar der Symptomträger ist, die gestörte Einheit aber einen größeren Verband betrifft, so können unsere weiteren therapeutischen Bemühungen auch in Gegenwart der Angehörigen geführt werden und richten sich dann nicht mehr nur auf unseren Patienten, sondern auch auf dessen Begleiter. Wesentlich für den Einsatz dieser therapeutischen Möglichkeit ist jedoch, daß ein Krankheitsverständnis auch auf seiten der Angehörigen vorhanden ist oder geweckt werden kann.

Es folgt die Darstellung eines Falles, in dem es nicht gelang, das Interesse der Familie für ihre gemeinsame Krankheit zu wecken.

Fallbeispiel

Mich suchte eine 19jährige drogenkranke Patientin auf, die geheilt werden wollte. Ihre Drogenabhängigkeit hatte ein halbes Jahr zuvor begonnen. Sie gab an, daß sie als Einzelkind die ewigen Streitereien in der Familie leid geworden sei und sich deshalb anderen Jugendlichen angeschlossen habe. Dabei sei sie mit der Droge in Berührung gekommen und seither sei sie abhängig.

Nach einigen Begegnungen berichtete sie, daß sie zu Hause erzählen solle, in welcher Weise sie hier behandelt würde. Vater und Mutter fragten, was denn die hier geführten Gespräche nützen sollten, und was sie sich davon verspräche.

Daraufhin bat ich die Eltern zu einem gemeinsamen Gespräch mit der Patientin.

In der Begegnung zu viert wurde deutlich, daß der Vater Alkoholiker ist.

Wir fanden, daß – solange das Interesse der Familie auf die Patientin gerichtet war – die Trunksucht des Vaters weniger beachtet wurde. Es war daher leicht verständlich, daß zumindest der Vater versuchte, die Patientin in ihrer Drogenabhängigkeit unbewußt festzuhalten.

Solange diese krankmachende Familienkonstellation fortbestand, durfte nicht gehofft werden, daß der Patientin geholfen werden konnte.

Die 19jährige Patientin löste sich schließlich vom Elternhaus, um mit Hilfe des Therapeuten aus der Drogenabhängigkeit herauszufinden. Die Keimzelle der Krankheit, nämlich die gestörte Familie, konnte leider nicht behandelt werden.

In einem anderen Beispiel gelang es jedoch, das Interesse eines Familienangehörigen für seine Mit- oder Vorerkrankung zu wecken.

Fallbeispiel:

Eine 48jährige Mutter brachte ihren 7jährigen Sohn, der wegen Schulschwierigkeiten infolge besonderer Aggressivität auffällig geworden war. In mehreren Begegnungen machte der Junge hier einen quasi „normalen", wenn auch etwas lebhaften Eindruck. Ich versuchte daraufhin, mit der Mutter ihre Situation zu besprechen. Es ergab sich dabei, daß die im Klimakterium stehende Frau an der Aufgabe, den Nachkömmling zu erziehen, zu scheitern drohte. Die sehr einsichtige Mutter konnte den Überlegungen, daß sie möglicherweise überfordert sei, zustimmen und fühlte sich verstanden. In wenigen Gesprächen gelang es, ihre eigene Einstellung zu ändern. Damit änderte sich aber auch grundlegend das Verhalten des Kindes.

An dieser Stelle ist darauf hinzuweisen, daß oftmals die Behandlung von magersüchtigen Mädchen an der Haltung der Mütter zu scheitern droht. In der ambulanten Behandlung der Anorexia nervosa ist es meist die Mutter, die jegliche Veränderung im Verhalten des Mädchens (unbewußt) hintertreibt und somit einen Therapieerfolg torpediert. Wir meinen deshalb, daß Anorexiepatientinnen in stationäre Behandlung genommen werden müssen, um zunächst einmal rein äußerlich eine Distanzierung zwischen dem Mädchen und der Mutter zu erreichen. (Auch in der Klinik ist die Behandlung dieser Patientinnen sehr schwierig. Oftmals telefonieren Mutter und Tochter täglich stundenlang miteinander, weshalb es auch bei der stationären Behandlung recht häufig nach relativ kurzer Zeit zu Therapieabbrüchen kommt.)

Es folgt ein Behandlungsbeispiel mit günstigem Verlauf.

Fallbeispiel

Bei einer Familie aus der Nachbarschaft erkannte ich erst nach einiger Zeit, daß hier nicht eine Einzelerkrankung vorlag, sondern daß der ganze Familienverband psychisch erkrankt war. Es suchte mich zunächst ein 17jähriger Junge auf, der in einer renommierten Schule zum wiederholten Male zu versagen drohte. Ich sollte ihm bei seinen Pubertäts- und Schulschwierigkeiten helfen.

Kurze Zeit später konsultierte mich die Mutter des Patienten mit dem ausdrücklichen Wunsch, bei mir das autogene Training zu erlernen.

Der Vater, ein Universitätsprofessor, führte mit mir gelegentlich Gespräche über den Einsatz der Psychotherapie. Er litt an einem Ekzem beider Hände. Als auch noch die Schwester meines jungen Patienten in der Sprechstunde erschien, die als Kinderärztin mit ihrem 2jährigen Sohn Schwierigkeiten hatte, wurde mir bewußt, daß hier ein ganzer Familienverband erkrankt war.

Während die Einzelbehandlung des am schwersten gestörten Familienmitglieds, meines 17jährigen Patienten, fortlief, gelang es, in mehreren Gesprächen mit allen Beteiligten gemeinsam eine Grundlage zu finden, aus der heraus in Zukunft Kommunikationen innerhalb der Familie besser möglich waren als zuvor.

Alle sahen ein, daß ihre Schwierigkeiten in den fehlenden Verständigungsmöglichkeiten untereinander lagen. In dieser schwer gestörten Familie war die Basis hierfür nicht emotionale Wärme, sondern Sachlichkeit und Logik. Als endlich Einsicht in diese Form der Kommunikation erreicht war und emotional belastende Situationen unter den erwachsenen Mitgliedern weitgehend dadurch ausgeklammert werden konnten, daß jeder sich seinen eigenen Interessen zuwandte, funktionierte die Familie wesentlich besser. Das drückte sich dadurch aus, daß die einzelnen Familienmitglieder viel seltener erkrankten. Inzwischen ist diese Familie über 15 Jahre nachbeobachtet worden. Ich wage dabei nicht von Heilung zu sprechen, sondern bestenfalls von Symptomaufhebung. Es ist sicher, daß jedes einzelne Mitglied, aber auch die Familie als Ganzes, durch relativ wenige Sitzungen erheblich nicht nur an Funktionsfähigkeit, sondern auch an Gesundheit im psychischen Sinn gewonnen hat.

Oftmals jedoch gehen die Angehörigen auf unsere Interpretation, daß es sich bei ihnen um eine gestörte Familie handeln könne, nicht ein. Sie beharren darauf, daß ausschließlich der Patient der Kranke sei. In diesen Fällen halte ich es für ratsam, das Ich des Patienten zu stärken, indem ich ihm mein Verständnis für seine Krankheit ausdrücklich mitteile. Ich kann ihm z. B. sagen, daß ich in einer ähnlichen Situation genauso wie er reagieren würde. Zusätzlich teile ich mit, daß ich den Eindruck hätte, daß die übrigen Familienmitglieder auf ihn einen erheblichen Druck ausübten, der ihn dazu zwingt, psychisch krank zu werden. Mit dieser Ich-Stärkung hoffe ich folgendes zu erreichen: Die Rolle des schwächsten Mitglieds soll von meinem Patienten auf einen anderen überwechseln. Die Besserung meines Patienten ist dann freilich erkauft mit einer Verschlechterung des Zustands eines anderen Familienangehörigen, und die Störung innerhalb des Familienverbandes bleibt bestehen. Mich bewegt dann die Hoffnung, daß zu einem späteren Zeitpunkt die Familie als Ganzes sich ihrer Krankheit bewußt und schließlich behandelbar werden wird. Oftmals beendigen solche Familien ihre Probleme erst dann, wenn sie auseinandergehen. Sind die Kinder herangewachsen, gründen sie eine eigene Familie, und Mutter und Vater (die Kernfamilie) trennen sich oder lassen sich scheiden. Es sieht dann so aus, als habe zuvor die psychische Erkrankung eines Familienmitglieds die Aufgabe gehabt, die Familie zusammenzuhalten.

Inzwischen hat sich in der BRD die Familientherapie als selbständige Behandlungsform etabliert. Ausgehend von den USA, und dort v. a. ermuntert durch Versuche in der Schizophreniebehandlung ganzer Familien, ist in Heidelberg ein Kreis entstanden, der entsprechende Familientherapeuten ausbildet. Wir als niedergelassene Ärzte, die wir uns zumeist dem Individuum verpflichtet fühlen, müssen die Möglichkeit der Erkrankung eines größeren Verbandes ins Auge fassen und mit dem Patienten die Rolle der Angehörigen bei der Krankheitsentstehung durchsprechen. (In Balint-Gruppen z. B. wird sich häufig die Frage stellen, warum eine Familie es „nötig" hat, daß einer von ihnen erkrankt.)

Ein Hinweis sei noch angefügt: Nahezu in allen Behandlungsfällen wird die Rolle der Angehörigen für den Status quo bzw. für das Kranksein des Patienten unterschätzt. Mir selbst ist die volle Bedeutung der Angehörigen für die psychische Störung des Patienten aufgegangen, als ich mit meinen Patienten stationär arbeitete. Erst da erkannte ich, wie stark die Umgebung in den meisten Fällen daran interessiert ist, den Patienten in seiner Rolle als Kranker festzuhalten. Verbal wird zwar das Gegenteil mitgeteilt: „der Patient soll gesund werden", jedoch die Interventionen, die von seiten der Angehörigen ausgehen, laufen oft darauf hinaus, die Behandlung zu behindern. Manche Kurzpsychotherapie scheitert daran, daß die Angehörigen zu Hause alle psychotherapeutischen Interventionen durch insistierende Fragen, abfällige Bemerkungen oder auch ganz einfach durch konträre Maßnahmen ihrerseits wieder zunichte machen (s. das Beispiel der drogenkranken Patientin, die nicht gesunden konnte, weil sonst die Trunksucht des Vaters die Aufmerksamkeit der Familie auf sich gezogen hätte).

Mir erscheint daher folgende Überlegung ratsam: Wieweit können die Angehörigen eine Besserung der Erkrankung des Patienten hinnehmen? Bei bestimmten Krankheitsbildern, z. B. bei der Herzphobie und auch bei der Pubertätsmagersucht, läßt sich mit hoher Wahrscheinlichkeit voraussagen, daß zumindest ein Angehöriger, in den meisten Fällen die Mutter, auf jeden Behandlungserfolg beim Patienten mit Angst reagiert. Solche Reaktionsweisen von seiten der Angehörigen sind v. a. bei symbiotischen Bindungen des Patienten an ein anderes Familienmitglied zu vermuten. Es ist deshalb zu Beginn jeder Kurzpsychotherapie zu überlegen, zu welchem Familienmitglied der Patient in

einer engen Verbindung steht, und welchen Gewinn dieser Angehörige aus der
Krankheit des Patienten zieht. Schon vor Aufnahme der eigentlichen Behandlung sollen wir die vermutliche Reaktion der Angehörigen überdenken. Das
kann geschehen, indem wir uns fragen: „Wie wird die Mutter des Patienten
wohl reagieren, wenn er sich unter der Behandlung von ihr lösen wird?"
Manchmal kann es dann ratsam sein, den in symbiotischer Bindung zum Patienten lebenden Familienangehörigen zu einem anderen Therapeuten gleichfalls in
eine Kurzpsychotherapie zu schicken. Oft jedoch scheitert jeder Therapiever-
such an der Haltung der Angehörigen. In diesen Fällen müssen wir unserem
Patienten die Möglichkeit lassen, weiterhin krank im psychologischen Sinn zu
bleiben. Ich bin mir bewußt, wie schwer es ist, erkennen zu müssen, daß in
manchem Fall auch dann nicht geholfen werden kann, wenn wir die Zusammenhänge durchschauen. Fritz Künkel hat in anderem Zusammenhang von der
Neurose als dem Krückstock gesprochen, den mancher Patient benötigt, um
sein Leben bewältigen zu können. In einer schwer gestörten Familie kann für
den Patienten seine Krankheit oftmals die einzige Möglichkeit darstellen, den
Druck der Umwelt auszuhalten.

4.2 Krisenintervention

Unter psychodynamischen Gesichtspunkten kann eine Krise als eine Versuchungssituation verstanden werden, d. h. ein für diesen Patienten gefährlicher
Trieb droht infolge eines Reizes durchzubrechen. Die bisherige Abwehr gegen
den andrängenden Trieb hält nicht mehr stand. Der Patient spürt, daß ihm
Gefahr droht. In der Situation selbst ist es möglich, daß tatsächlich der Trieb
durchbricht, was hinterher beim Patienten Schuldgefühle hervorruft. Dadurch
kann es gelegentlich sogar zum Suizid kommen. Andererseits ist es auch möglich, daß in der Krisensituation der Patient versucht, erneut zu verdrängen. Da
die bisherige Art und Weise des Verdrängens jedoch nicht mehr ausreicht, muß
der Patient jetzt auf eine frühere Stufe seiner psychischen Entwicklung regre-
dieren, um verdrängen zu können. Wir finden oft, daß Patienten in Krisensitua-
tionen sich dem Alkohol zuwenden und dem Tabakkonsum in erhöhtem Maße
zusprechen. Die orale Form der Abwehr wird damit deutlich. Manchmal aber
kommt es während einer Krise auch zu scheinbar ganz sinnlosen Übersprung-
handlungen. Unter psychologischer Betrachtungweise können diese Über-
sprunghandlungen als Verleugnungsmechanismen gedeutet werden. Meist
jedoch halten die neuen Abwehrformen den gefährlichen Triebdurchbruch in
der Krisensituation nur vorübergehend auf.
   Wie soll sich nun der Arzt verhalten, wenn er in einer Krisensituation um
Hilfe angegangen wird? Wichtig ist, daß der Therapeut in seiner Rolle als
Sachverständiger bleibt und damit dem Patienten ein Stück Ruhe und Gelassenheit vorlebt. Die bei dem Patienten in der Krisensituation zwangsweise auftretende Angst kann durch ein derartiges Verhalten gemildert werden. Das vor-
dergründige Ziel muß dabei auf Zeitgewinn gerichtet sein, dürfen wir doch
hoffen, daß unter Zeitgewinn das Unbewußte des Patienten andere Abwehrformen durchprobiert als bisher. Eine unbehandelte Krise droht oft in eine Panik-

reaktion einzumünden. Mit Ruhe und Gelassenheit muß der Arzt in der Krisensituation jedoch wesentlich aktiver vorgehen, als es seiner sonstigen therapeutischen Intention entspricht. Er sollte dem Patienten in der akuten Krise anbieten, daß er innerhalb der nächsten Tage ständig für ihn erreichbar ist, falls das erforderlich ist. Wenn der Patient um die Erreichbarkeit des Psychotherapeuten weiß, so ist ihm schon ein ganzes Stück weit geholfen. Anschließend muß der Arzt versuchen, die Krise in eine behandelbare Konfliktsituation umzuwandeln. Das kann dadurch geschehen, daß er sich das scheinbar plötzliche Auftreten der Krise immer wieder in allen Einzelheiten schildern läßt mit der Absicht, deren Entstehungsgeschichte auch für den Patienten sichtbar werden zu lassen. Dabei ist auf die jeweils angesprochenen Triebe zu achten. Das weitere Vorgehen gestaltet sich dann in gleicher Weise wie bei der Bearbeitung der Abwehr und des Widerstands in der Erinnerung an die jeweils spezifische Versuchungssituation beim Patienten.

Um die Bedeutung des Zeitgewinns in der Krisensituation wissen v. a. jene Kollegen, die sich der Telefonseelsorge und der Eheberatung widmen. Ihnen ist bekannt, daß mit Zeitgewinn in einer ausweglos erscheinenden Situation immer auch die Möglichkeit gegeben ist, neuere und bessere Abwehrformen bei dem Patienten aufzufinden, die späterhin freilich einer intensiven Bearbeitung bedürfen. Die Gefahr in der Krisensituation liegt für den Therapeuten v. a. darin, daß er sich vom Verhalten des Patienten anstecken läßt. Er beginnt dann ebenfalls zu agieren, z. B. indem er dem Patienten konkrete Ratschläge erteilt. (Wenn hier vor Ratschlägen gewarnt wird, so sind nur jene Ratschläge gemeint, die den verpönten und zum Durchbruch drängenden Trieb direkt betreffen. Ratschläge außerhalb des betroffenen Triebgebietes, wie z. B. der Ratschlag „Rufen Sie mich wieder an, wenn es Ihnen schlechter geht", oder aber „Ich schlage Ihnen vor, daß wir in den nächsten Tagen uns intensiv Ihrem Problem zuwenden wollen" sind hier nicht gemeint.) Ein Agieren des Therapeuten in der Krise zeigt nur dessen Angst und schmälert seine therapeutische Potenz. Zur Veranschaulichung folgt ein Beispiel für Krisenintervention.

Fallbeispiel

Ein ca. 45jähriger, dunkel gekleideter Mann mit ängstlichem Gesichtsaudruck betritt mein Sprechzimmer und beginnt sogleich: „Ich bin Amerikaner und brauche Ihre Hilfe".

Aus den Karteiblattunterlagen ersehe ich, daß er von Beruf Masseur in einem renommierten Hotel und seit 16 Jahren verheiratet ist. Der Patient fährt fort: „Ich habe zahlreiche Beschwerden. Vor allem schlafe ich schlecht, kann mich nicht konzentrieren, bin müde und traurig und gehe lustlos zur Arbeit. In letzter Zeit habe ich zu trinken angefangen. Ich brauche unbedingt Ihre Hilfe."

Zu dieser Zeit verlasse ich meinen Platz hinter dem Schreibtisch und setze mich demonstrativ in einen Sessel neben den Patienten. Ich will ihm damit auch ohne Worte zeigen, daß ich versuchen werden, ihm zu helfen.

Der Patient fährt fort: „Im Januar dieses Jahres habe ich meine Frau verlassen und lebe seither mit einer anderen Frau zusammen. Wissen Sie, meine Frau und ich, wir hatten in den letzten 3 Jahren keinen Verkehr mehr miteinander."

Meine erste Bemerkung lautet: „Und was hatten Sie sich selbst in dieser Situation schon überlegt?"

Er antwortet: „Ich bin tageweise zu meiner Frau zurückgekehrt, aber da halte ich es auch nicht aus. Was soll ich tun?"

Statt ihm einen direkten Rat zu geben, teile ich ihm mit, daß auch ich die Situation für sehr schwierig halte. Mit dieser Bemerkung will ich verschiedenes erreichen: Einmal soll der Patient erkennen, daß mich sein Problem beschäftigt, zum anderen hoffe ich, ihm mit der zeitweisen Identifikation zu zeigen, daß auch andere Menschen dieses Problem nicht so im Handumdrehen zu lösen vermögen und daß seine Sorge berechtigt ist, und zum dritten will ich damit eine tragbare Arzt-Patienten-Beziehung installieren. Das alles gelingt freilich nur, wenn ich mit vollem Ernst hinter dieser, meiner Aussage stehe. Ich ergänze meine Bemerkung fogendermaßen: „Ich könnte mir vorstellen, daß Sie in dieser Situation bereits einmal mit dem Gedanken an Selbstmord gespielt haben."

Der Patient bestätigt meine Vermutung und fährt fort: „Genau. Um dieser Gefahr zu begegnen, habe ich angefangen zu trinken."

An dieser Stelle werfe ich ein, daß nach meiner Meinung Alkohol keine Probleme löse. Auf der Basis der vorangegangenen Interventionen und der bereits eingeleiteten Übertragungsbeziehung ist der Patient fähig, dieser Mitteilung zuzustimmen.

Er fragt: „Können Sie mir helfen, vom Alkohol loszukommen?"

Ich versichere ihm, daß ich das versuchen werde und fahre dann fort: „Wir werden Ihr Problem noch des öfteren besprechen müssen. Voraussetzung ist allerdings, daß Sie ab sofort mit dem Trinken aufhören. Sie müssen es zumindest versuchen. Zur Unterstützung werde ich Ihnen ein Medikament verordnen. Sie werden schon morgen wieder zu mir kommen können und wir werden dann gemeinsam überlegen, welche Lösungen sich für Ihren Konflikt finden lassen."

Der Patient hat jetzt schon so viel Zutrauen zu mir gewonnen, daß er abschließend sagt: „Ich bin nicht sicher, ob ich bis morgen ohne Alkohol bleiben werde, aber ich kann Ihnen versichern, daß ich es ernsthaft versuchen werde. Ich hoffe, daß Sie morgen für mich erreichbar sind."

Unter Verzicht auf nahezu alle Ratschläge war mir in dieser akuten Krisensituation zunächst nur daran gelegen, eine ausreichend tragfähige Arzt-Patienten-Beziehung herzustellen, aus der heraus eine weitere Bearbeitung seiner verschiedenen Probleme möglich sein wird. Bis zur nächsten Begegnung mit dem Patienten lege ich mir selbst viele Fragen vor, deren Antwort ich nicht weiß, z. B.: Warum hat der Patient 3 Jahre lang keinen Geschlechtsverkehr mit seiner Frau gehabt? Was hat ihm nach dieser Zeit bewogen, seine Frau zu verlassen und sich einer anderen Frau zuzuwenden? Warum konnte er auch bei der anderen Frau nicht das finden, was er suchte und was er vielleicht jetzt noch sucht? Aber auch weitergehende Fragen sind von Bedeutung: Wie kommt es, daß er als Amerikaner in Deutschland arbeitet? Was hat ihn zu seiner Berufswahl als Masseur bewogen?

Ich hoffe, daß seine biographische Anamnese und später die Herausarbeitung der auslösenden Situationen für die verschiedenen Etappen seiner Erkrankung wenigstens teilweise Antworten auf die Fragen, die sich mir aufdrängen, geben werden. Mit diesen Fragen im Kopf werde ich ihm in Zukunft zuhören. Ich hüte mich, diese Fragen direkt anzusprechen, sondern hoffe, daß durch meine Interventionen aus dieser akuten Krisensituation ein Konfliktbewußtsein entsteht, das gemeinsam bearbeitet werden kann. Bewußt habe ich darauf verzichtet, dem Patienten etwa das Versprechen abzunehmen, sich bestimmt nichts anzutun. Er hätte aus dieser Bemerkung meine eigene Angst herausgelesen. Ich vertraue darauf, daß auch nach diesen wenigen Minuten die Arzt-Patienten-Beziehung ihm ermöglicht, seine Beschwerden weiterhin zu tragen, in der Hoffnung, daß wir gemeinsam eine Lösung für seine Schwierigkeiten finden werden.

In der Rückschau halte ich folgende Punkte für besonders bedeutungsvoll:
1) meinen Verzicht auf Fragen, die über seine Mitteilungen hinausgingen. Ich ließ ihn nur das berichten, was er berichten wollte.
2) Die non-verbale Mitteilung, daß ich ihm zu helfen versuchen will und
3) den Hinweis darauf, daß der Alkohol keine Lösung bringt.

Ich nehme an, daß der Patient mich auch nonverbal auf der unbewußten Ebene verstanden hat. Das Gefühl, verstanden worden zu sein und mich zu verstehen, wird die Grundlage der gemeinsamen weiteren Arbeit bilden.

Für mich formuliere ich 2 Hypothesen:

1) Er hat Schwierigkeiten mit Frauen und
2) indem er zum Alkohol gegriffen hat, zeigt er, daß er die orale Form der Abwehr „wählt". (Er hätte in seinen Schwierigkeiten auch aggressive, d. h. anal, oder promiskuös, d. h. also hysterisch-sexuell reagieren können.) Für eine eventuelle Kurzpsychotherapie habe ich damit den Problemkreis des Patienten mit „Schwierigkeiten mit Frauen" umrissen und seine Verarbeitung des Konflikts auf der oralen Stufe, zu der auch seine Depression paßt, erkannt. Als letztes stelle ich mir die Frage: Was ist ihm an Durchsetzungsvermögen noch geblieben?

In der weiteren gemeinsamen Arbeit werden wir ein Konfliktbewußtsein zu erreichen versuchen, das dann nach den aufgezeigten Regeln der Kurzpsychotherapie zu bearbeiten sein wird.

5 Fallbeispiel: Kurzpsychotherapie bei einer Colitis-ulcerosa-Kranken

Aus der Medizinischen Universitätsklinik Düsseldorf ruft ein erfahrener Stationsarzt an und fragt, ob er mir eine ca. 30jährige Patientin einmal vorstellen könne, die bei ihm seit einiger Zeit wegen einer Erkrankung, die Colitis-ulcerosa-ähnlich ist, stationär behandelt wird. Die Patientin ist ihm aufgefallen, weil mit internistischen Mitteln die Häufigkeit ihrer Durchfälle zwar von 30 auf 3 pro Tag zurückgegangen sind, die Symptomatik aber nicht vollständig zum Verschwinden zu bringen ist, und weil die Patienten eine Blauverfärbung des Gesichts aufweist, für die sich kein Grund finden läßt. Die Internisten hatten die Patientin – so berichtet der Kollege – zwischendurch auch den Neurologen, den Kieferchirurgen und den Dermatologen vorgestellt. Von letzteren haben sie ihre der Patientin gegenüber nicht geäußerte Vermutung bestätigt erhalten, daß es sich bei der Blauverfärbung des Gesichts um einen Artefakt handelt. Der Stationsarzt hat daher frühmorgens, ohne mit der Patientin darüber zu sprechen, in vorsichtiger Weise die Farbe aus dem Gesicht abgewaschen, ihr damit nonverbal demonstrierend, daß er sehr wohl durchschaut hat, daß die Blauverfärbung des Gesichts von außen kommt. Die Fehlverhalten der Patientin zusammen mit ihrer internistischen nicht vollständig auszuheilenden Colitis ulcerosa ist Anlaß, eine Psychogenesse ihres Leidens in Erwägung zu ziehen und mich zu fragen, ob ich diese Patientin mir einmal ansehen will.

Nach entsprechender Terminvereinbarung erscheint eine 31jährige junge Frau, die wesentlich jünger wirkt. Ich ersehe aus dem Karteiblatt, daß die Patientin unverheiratet ist, aus der DDR stammt und zur Zeit hier in der Nähe zu Besuch bei ihrem Bruder im Westen weilt. Der mitgegebene Kurzbericht weist darauf hin, daß die Patientin während ihres Urlaubs von neuem an einem Schub ihrer Colitis ulcerose erkrankt ist und deshalb nach zunächst ambulanter Behandlung stationär in die medizinische Klinik der Universität Düsseldorf aufgenommen wurde, wo sich die sehr intensive Behandlung außerordentlich langwierig gestaltet und die Krankheit als nahezu therapieresistent zeigt. Daß die Patientin als medizinisch-technische Assistentin jetzt berentet ist, ersehe ich ebenfalls aus den Unterlagen.

Die Patientin tritt bei mir mit außerordentlicher Höflichkeit und Zurückhaltung auf. Sie gibt mir die Hand und wartet ab. Ich teile ihr mit, daß ich nicht vorhabe, Fragen zu stellen, sondern mich mit ihr nur ganz allgemein über ihre Situation unterhalten will.

Die Patienten erzählt, was ich bereits weiß, daß sie hier im Westen ihren Bruder besucht habe und dabei an einem Durchfall erkrankt sei, so daß sie in die Universitätsklinik aufgenommen werden mußte. Dort seien alle Schwestern und Ärzte sehr nett zu ihr und mit Bedauern denke sie daran, daß sie demnächst wieder die Klinik verlassen müsse. Bei dieser Schilderung hat sie Tränen in den Augen, ohne daß man ihr ein Weinen anmerken kann.

Ich gehe auf das Mitgeteilte nicht ein, sondern sage, wir Ärzte wüßten aus Erfahrung, daß Krankheiten, wie sie die Patientin aufweise, manchmal auf seelisches Leiden zurückzuführen sind. Ich frage sie, ob sie sich vorstellen könne, daß auch bei ihr irgendwelche seelischen Schwierigkeiten vorliegen.

Die Patientin antwortet nicht direkt, sondern schildert, daß sie in der DDR zusammen mit ihrer Mutter im eigenen kleinen Haus lebt und daß *eigentlich* alles bei ihr in Ordnung sei. Zwar sei sie frühinvalidisiert, aber das bedrücke sie jetzt nicht mehr. Sie lebt gemeinsam mit ihrer Mutter in den Tag hinein, ohne besondere Schwierigkeiten zu haben.

(Schon an dem Gebrauch des Wortes „eigentlich" wird mir deutlich, daß die Patientin etwas abwehrt. Sie ist offensichtlich um die Hervorrufung eines guten Eindrucks bemüht und möchte ihre Umgebung als heile, intakte Welt schildern. Ob sie diese Welt tatsächlich auch im persönlichen Bereich so heil erlebt, bleibt zu diesem Zeitpunkt noch fraglich.)

Ich überlege, daß es im Augenblick nicht ratsam ist, den vermutlichen Widerstand der Patientin gegen eine Psychogenese ihres Leidens anzugehen. Ich wende mich vielmehr ihrem Urlaub im Westen zu. Daher frage ich sie, wann während dieses Urlaubs die Durchfälle aufgetreten seien. Die Patientin erwidert, daß gegen Ende des Aufenthalts, der von den Behörden in der DDR befristet worden ist, sich die Durchfälle verstärkten, so daß die Abreise in die DDR schließlich unmöglich wurde.

Diese Mitteilung benutzte ich, um der Patientin erneut die Psychogenese ihres Leidens anzubieten. Ich frage sie, teils scherzhaft, teils ernst, ob sie sich vorstellen könne, daß sie mit ihrer Durchfallerkrankung indirekt beabsichtigt habe, noch etwas im Westen bei ihrem Bruder bleiben zu können.

Die Patientin stimmt dieser Überlegung zu, zögert aber mit der Antwort. Schließlich ergänzt sie, mit ihrem Bruder vertrage sie sich recht gut, mit dessen Ehefrau jedoch weniger. Im übrigen sei es aber gar nicht der Aufenthalt beim Bruder allein, der ihr so gut gefällt, sondern das gesamte Leben im Westen mit seiner Fülle von Warenangeboten locke sie. Sie fügt dann an, auf der inneren Abteilung der Universitätsklinik habe man ihr empfohlen, im Westen zu verbleiben, aber das könne sie doch nicht, da sie zurück zu ihrer Mutter müsse.

(Ich vermute hierin einen Konflikt, will aber zu diesem Zeitpunkt nicht darauf eingehen, weil noch keine Übertragung erkennbar wird.) Ich schlage der Patientin vor, mit mir zu überlegen, ob sie sich neben ihrer internistischen Behandlung psychotherapeutisch bei mir behandeln lassen wolle. Daß sie zurück in die DDR müsse, wie sie mir ja selbst mitgeteilt habe, könne diese Behandlung zwar nicht in einer regelrechten Psychoanalyse von mehreren hundert Stunden Dauer bestehen, sondern wir würden versuchen, uns auf eine Kurzpsychotherapie zu beschränken.

Die Patientin stimmt zu und fragt, wie die technische Abwicklung dafür möglich ist.

Nach Rücksprache und unter Befürwortung des Stationsarztes der medizinischen Klinik und nach Zustimmung des Kostenträgers entschließen wir uns, die

Patientin stationär in unsere psychotherapeutische Klinik aufzunehmen, mit dem Ziel, sie hier einer Kurzpsychotherapie auf analytischer Basis zuzuführen. Eine eventuell notwendig werdende internistische Weiter- bzw. Mitbehandlung soll durch die medizinische Klinik der Universität Düsseldorf erfolgen.

Die Patientin findet sich daraufhin bei uns ein.

Zwischenüberlegungen

Sicherlich ist bei dieser Patientin und bei der Schwere des Krankheitsbildes eine Psychoanalyse im engeren Sinne in Erwägung zu ziehen. Da ich weiß, und die Patientin das auch bestätigt, daß sie jedoch in absehbarer Zeit wieder zurück in die DDR muß und andererseits die Kollegen der medizinischen Klinik eine Psychotherapie für erforderlich halten, um die Patientin reisefähig zu machen, entschließe ich mich zur Durchführung einer Kurzpsychotherapie auf analytischer Basis.

Nach dem Erstgespräch halte ich die Patientin auch für analysefähig. Ich überlege, daß die Behandlungsschwierigkeiten wahrscheinlich in der übergroßen Freundlichkeit der Patientin liegen wird, hinter der sich mit hoher Wahrscheinlichkeit eine Gefügigkeitshaltung versteckt und ferner in den Somatisierungstendenzen der Patientin, die vermuten lassen, daß die Patientin Affekte abwehrt.

Nach der Verlegung in unsere Klinik führe ich mit der Patientin alle 2 Tage Gespräche von etwa 50 min. Dauer. Ziel ist dabei, eine auslösende Situation herauszufinden, die biographische Anamnese zu erheben und einen speziellen Fokus zu suchen.

In der Begegnung nach dem Erstgespräch bitte ich die Patientin, mir noch einmal ihre Situation vor Ausbruch der Symptomatik während ihres Urlaubsaufenthalts zu schildern.

Sie teilte mit, daß sie, wie früher schon, auch in diesem Jahr ihren Bruder hier in der BRD besucht habe. Mit ihm verstehe sie sich durchschnittlich, mit der Schwägerin jedoch gar nicht. Der Grund der Reise in die BRD ist neben der Fülle des Warenangebots das Bewußtsein, sich hier frei bewegen zu können. Ihr Bruder und auch alle hiesigen Bekannten haben ihr wiederholt vorgeschlagen, in den Westen überzusiedeln, was ihr als Rentnerin auch durchaus möglich ist. Das jedoch könne sie nicht, da sie in der DDR ihre Mutter pflegen müsse.

Ohne dazu Stellung zu nehmen, bitte ich sie, mir etwas von ihrer häuslichen Situation zu berichten.

Sie teilte mit, daß sie in einer mittelgroßen Stadt der DDR lebe, wo sie früher als medizinisch-technische Assistentin gearbeitet habe. Ihre Mutter sei in den letzten Jahren krank geworden. Zur Zeit könne die Mutter überhaupt nicht mehr auf ihre Hilfe verzichten. Ich frage die Patientin, was für eine Erkrankung die Mutter habe. Die Patientin gibt daraufhin unklare Antworten, was mich um so mehr verwundert, als medizinische Kenntnisse infolge ihres früheren Berufes als MTA durchaus vermutet werden dürfen.

Schließlich berichtet die Patientin stockend, daß die Mutter Rheumatismus habe und Alkoholikerin sei. Durch den Alkoholabusus habe sie sich wiederholt selbst Schaden zugefügt, indem sie sich im betrunkenen Zustand ein Bein oder einen Arm gebrochen habe. Von seiten der Patientin fällt dabei niemals das Wort „Alkoholikerin", sondern sie umschreibt diese Tatsache immer damit, daß sie angibt, ihre Mutter trinke ein bißchen viel und könne sich dann nicht kontrollieren usw.

Es ist auffällig, daß die Patientin während des Berichts über ihre Mutter ihre sonst gewohnte Redeweise verläßt, zu stocken beginnt und Umschreibungen benutzt. Außerdem treten Tränen in ihre Augen und sie läßt ein verhaltenes Weinen erkennen.

Da ich die Übertragung fördern will, sage ich der Patientin, ich könne mir vorstellen, daß ihre Mutter schwerkrank sei. (Indem ich die Alkoholabhängigkeit als Krankheit bezeichne, hoffe ich, daß die Patientin in der Lage ist, sich diese Tatsache einzugestehen. Das ist sicherlich nicht möglich, wenn ich von Trunksucht spreche. Infolge der sozialen Ächtung, der dem Ausdruck Trunksucht anhaftet, ist fast jeder Patient gezwungen, diese in Abrede zu stellen. Eine Krankheit „Alkoholabhängigkeit" anzuerkennen, ist jedoch den meisten eher möglich.)

Zwischenüberlegungen

Bis zur nächsten Begegnung mit der Patientin wird mir einiges deutlich. Ich formuliere für mich, daß die Patientin wahrscheinlich eine enge Bindung an die Mutter hat und ihr gegenüber Verpflichtungsgefühle aufweist. Während der Bruder seinen eigenen Lebensweg schaffte, indem er heiratete und in den Westen zog, ist das aus Gründen, die zu dieser Zeit noch nicht offensichtlich sind, der Patientin nicht möglich. Sie bleibt ledig, wohnt bei der Mutter und fühlt sich verpflichtet, diese zu pflegen. Auch die schwere Alkoholabhängigkeit der Mutter kann offensichtlich für die Patientin kein ausreichender Grund dafür sein, diese in eine Entziehungsklinik zur Behandlung zu bringen und ihren eigenen Lebensweg zu suchen.

Für die auslösende Situation ziehe ich folgende Möglichkeit in Erwägung: Der Aufenthalt hier im Westen muß für die Patientin eine Versuchung darstellen, vermutlich in der Richtung, sich von der Mutter zu lösen und selbst ein eigenes Leben zu beginnen. Dieser Versuchung kann die Patientin aus intrapsychischen Gründen nicht entsprechen, da sie sich zur Betreuung bzw. Pflege der Mutter verpflichtet fühlt.

Für die Objektbeziehung registriere ich, daß die Patientin ihr Verhältnis zu ihrem Bruder nur als durchschnittlich bezeichnet, während sie großen Wert darauf legt, zu ihrer so sehr schwer gestörten Mutter als in einer guten Beziehung stehend betrachtet zu werden. Deshalb nehme ich mir vor, sie bei der nächsten Begegnung nach weiteren Objektbeziehungen, insbesondere nach Freundinnen und Freunden zu fragen. Ich überlege ferner, ob ihr Konflikt darin zu sehen ist, daß sie einerseits die Verpflichtung zur Pflege der Mutter in sich verspürt, zum anderen die Versuchung, sich hier im Westen ein eigenes Leben zu gestalten, ahnt. Dafür spricht auch, daß die Symptomatik gegen Ende des Urlaubs auftrat. Indem sie zu diesem Zeitpunkt erkrankte, erreicht sie, falls man finale Tendenzen unterstellt, daß sie noch vorübergehend in der BRD verbleiben kann, ohne ein schlechtes Gewissen haben zu müssen – denn sie ist ja schließlich krank. Gleichzeitig kann sie sich vor sich selbst rechtfertigen: Sie hat vor, nach dem Wegfall des Symptoms in die DDR zurückzukehren. Entsprechende Auskünfte hat sie auch ihrem Bruder und den behandelnden Ärzten gegeben.

Es wird deutlich, daß infolge dieser widerstrebenden Tendenzen mit einer völligen Ausheilung des Symptoms zunächst nicht zu rechnen ist. Ihre Artefakte, nämlich die Blauverfärbung des Gesichts, habe ich zu jener Zeit ganz unbeachtet gelassen. Das geschieht aus technischen Erwägungen. In der kurzpsychotherapeutischen Behandlung will ich mich auf einiges Wenige beschränken. Den Fokus sehe ich in der Beziehung der Patientin zu ihrer Mutter. Diese Dualunion wird wahrscheinlich ambivalent erlebt.

Bei der nächsten Begegnung teilt die Patientin mit, daß sie in der DDR und auch hier in der BRD zwar mit allen Menschen gut zurechtkomme, jedoch Freunde oder Freundinnen im engeren Sinn des Wortes nicht habe. Vor einigen Jahren habe sie einmal einen Freund gehabt, aber diese Bekanntschaft bestehe jetzt nicht mehr. Bei diesen sehr allgemein und unklar vorgetragenen Angaben frage ich die Patientin, wann denn diese Freundschaft ein Ende gefunden habe.

Sie teilt mit, daß diese Bekanntschaft 1968 auseinandergegangen sei.

Aus den inzwischen mir von der medizinischen Universitätsklinik überlassenen Unterlagen ersehe ich, daß im März 1968 ihre schwere Colitis-ulcerosa-ähnliche Erkrankung im Anschluß an eine Faschingsfeier erstmals auftrat. Seit damals hat die Patientin mindestens 6 Aufenthalte in größeren Krankenhäusern, teilweise in Universitätskliniken sowohl in der DDR wie in der BRD hinter sich gebracht. Der Gesamtzustand ist jedoch so schlecht, daß die Patientin 1969 oder 1970 berentet werden mußte. Auffällig ist dabei, daß bei den intensiven Untersuchungen in den verschiedenen Kliniken die Diagnose niemals Colitis ulcerosa, sondern beispielsweise „chronische Enteritis" oder „Betacillinallergie", „chronische Enteropathie mit bisher unbekannter Genese" lautete. Ich schließe daraus, daß die Kollegen diese Erkrankung als atypisch ansehen und Zweifel an der Somatogenese haben.

Bei der Patientin entstand also die Symptomatik zu einer Zeit, als das Verhältnis mit dem Freund auseinandergegangen war. Wir können vermuten, daß die enge Beziehung zur Mutter der zum Freund entgegenstand. Möglicherweise hat die Patientin damals das Verhältnis zum Freund der vermeintlichen Verpflichtung der Mutter gegenüber geopfert.

Diese Überlegung spreche ich der Patientin gegenüber jedoch nicht aus. Ich weise sie lediglich auf das Zusammentreffen zwischen dem Ende der Bekanntschaft mit dem Freund und dem Ausbruch der Symptomatik hin. Die Patientin kann zeitliche Zusammenhänge einsehen, reagiert aber am nächsten Tag mit vermehrten Durchfällen.

Diese Verstärkung der Symptomatik muß als ein erneutes Verdrängen, vermutlich auf eine angstauslösende Berührung eines gefährlichen Triebkonflikts, gedeutet werden. Sie ist Anlaß, die Linie des Konflikts zu dieser Zeit nicht weiter zu verfolgen, sondern statt dessen sich der Übertragungsbeziehung zuzuwenden.

In den nächsten Gesprächen bin ich deshalb bemüht, die Patientin erkennen zu lassen, wie sehr ich mich als Mensch und nicht etwa nur als Arzt für ihre Situation interessiere und wie gut ich sie aufgrund all dessen, was sie mir bisher mitgeteilt hat, verstehen kann.

Zu dieser Zeit versucht die Patientin, sich mir im Rahmen des Klinikbetriebs unentbehrlich zu machen, indem sie allerlei kleine Handreichungen übernimmt. Sie ist dabei liebenswürdig und freundlich, so daß es zunächst schwerfällt, die Patientin auf das Agieren in ihrer Übertragung hinzuweisen. Ihre Tätigkeit spielt sie herab, indem sie mitteilt, ihre Hilfsbereitschaft sei selbstverständlich und nur ein Ausgleich dafür, daß ich sie behandele, ohne daß von ihrer Seite eine Bezahlung erfolge.

Ich erwidere, daß ich durch den zuständigen Kostenträger eine durchaus adäquate Bezahlung erhalte und daß für zusätzliche Bemühungen ihrerseits gar kein Anlaß bestehe.

Die Patientin ist jedoch auch weiterhin um Freundlichkeitsbeweise mir gegenüber auf diskrete Weise bemüht. Das geschieht etwa dadurch, daß sie die diensthabende Schwester veranlaßt, mir beim Sonntagsfrühstück Blumen hinzustellen. Außerdem fertigt die Patientin Mobiles an, die sie mir durch andere Patienten überreichen läßt.

Als ich versuche, diese enge Bindung an mich mit ihr zu bearbeiten, rationalisiert die Patientin.

Da ich die Übertragung nicht uferlos ausbreiten lassen will, bringen wir mehrere Begegnungen damit zu, zu untersuchen ob ich mich ihr intensiver als anderen Patienten zuwende oder nicht. Die Patientin kann schließlich die besondere Übertragungsbeziehung zu mir einsehen, ändert ihr Verhalten aber nicht.

Wegen des Widerstands habe ich mir inzwischen überlegt, daß die Patientin wahrscheinlich befürchtet, bei einer Besserung der Symptomatik in die DDR zurückgeschickt zu werden oder zurückfahren zu müssen, so daß sie aus diesem Grund gezwungen ist, ihre Symptomatik in den Vordergrund zu schieben. Damit ist sie quasi jeder Entscheidungsnotwendigkeit enthoben.

Mit dieser Überlegung, die ich der Patientin nicht mitteile, versuche ich, den Widerstand gegenüber der analytischen Arbeit zu bearbeiten. Ich teile ihr beispielsweise mit, daß unsere Kurzpsychotherapie selbstverständlich aus verschiedenen Gründen zeitlich befristet sein muß, daß aber andererseits die Entscheidung darüber, ob sie in die DDR zurückkehre oder nicht, ihr allein überlassen bleibt. Dabei verhalte ich mich bewußt anders als einige Kollegen der medizinischen Klinik, die der Patientin angeraten haben, im Westen zu bleiben und mit diesem Rat unbewußt ihren wunden Punkt trafen und damit die Versuchung der Patientin verstärkten. Stattdessen sage ich, daß ich ihr helfen will, fähig zu werden, eine Entscheidung selbst zu treffen.

Ich schlage der Patientin vor, im Gespräch die akute Situation zu verlassen und sich gemeinsam mit mir ihrer Lebensgeschichte zuzuwenden.

Dabei ergibt sich, daß die Patientin nach ihrem Abitur vorgehabt hatte, Medizin zu studieren. Aus politischen Gründen hat sie das angeblich nicht durchführen können. Sie hat sich daraufhin entschlossen, medizinisch-technische Assistentin zu werden. Ihre 6 Geschwister haben inzwischen das Elternhaus verlassen, eigene Familien gegründet und die Pflege der Mutter der Patientin allein überlassen. (Der Vater ist gestorben, als die Patientin 8 Jahre alt war. Sie hat keine deutliche Erinnerung an den Vater.) Mit ihrer Mutter, die seit Jahren an Rheumatismus leidet und zunehmend zu trinken angefangen hat, bewohnt sie ein eigenes kleines Haus in der Nähe einer mitteldeutschen Stadt. Sie wundert sich, daß die Geschwister sich so wenig um die Mutter kümmern, aber immer hat es geheißen, sie könne am besten mit der Mutter umgehen. Sie soll deshalb auch weiterhin bei der Mutter bleiben. Dieses Zusammenbleiben bietet sich auch schon deshalb an, weil die Patientin infolge ihrer eigenen Erkrankung frühinvalidisiert ist. Sie hat schon mehrere Ansätze gemacht, das Haus in der DDR zu verkaufen und die Mutter in einem Heim unterzubringen. Das ist ihr jedoch infolge des Unverständnisses der Mutter, aber auch infolge des gegenteiligen Zuredens der Geschwister nicht gelungen. Die Patientin berichtet weiter, daß ihr auf ihrem Lebensweg bisher nur einmal ein Mann näher begegnet sei (der oben schon erwähnte Freund). Es ist ihr jedoch nicht geglückt, die Verpflichtung gegenüber der Mutter (hier verwendet die Patientin zum ersten Mal selbst das Wort „Verpflichtung") in Einklang zu bringen mit den Wünschen ihres Freundes. Deshalb ist es zur Auflösung des Verhältnisses mit dem Freund gekommen. Sie verspürt jetzt auch angeblich keinen Wunsch mehr, sich einen eigenen Hausstand zu gründen.

In diesem Stadium der Behandlung wird deutlich, daß die Patientin allmählich ein Konfliktbewußtsein entwickelt und die dabei auftretende Triebangst, die zunächst zu einer Verstärkung des Symptoms geführt hat, unter dem Schutz der Therapie jetzt auch zu tragen vermag.

Ich nutze dieses Konfliktbewußtsein und schlage ihr vor, mit mir durchzuphantasieren, welche Lösungen sich anbieten.

Die Patientin entgegnet, daß es gar keine Lösungsmöglichkeiten gebe, sondern daß sie zurück zu ihrer Mutter müsse.

Ich erwidere, daß die Entscheidung durchaus in ihrem eigenen Ermessen liege. Wir wollten aber einmal auf der Phantasieebene miteinander durchspielen, welche theoretischen Möglichkeiten sich für die Patientin anbieten. Dabei erarbeiten wir, daß die Patientin ähnlich wie ihre Geschwister handeln kann, sich nämlich verheiraten und eine eigene Familie gründen oder daß die Patientin trotz der Verpflichtung der Mutter gegenüber sich mit einem Mann anfreunden, später auch heiraten und die Mutter zu sich nehmen kann. Die Patientin wendet daraufhin ein, daß dies wahrscheinlich keinem Mann recht ist.

Wir finden, daß der Konflikt sich möglicherweise erst dann lösen wird, wenn die Mutter eines Tages nicht mehr lebt. (Selbstverständlich bin ich mir dabei bewußt, daß wir uns nur ganz vorsichtig den Todeswünschen gegen ihre Mutter werden nähern können. Wir sprechen deshalb auch niemals direkt davon, sondern nur indirekt von der Möglichkeit, daß die Mutter eines Tages nicht mehr leben wird.) Unter dem Schutz der Vorstellung, daß die Mutter alt, krank und alkoholabhängig ist und daß damit deren Lebenserwartung begrenzt ist, überlegen wir gemeinsam, wie die Patientin wohl handeln wird, wenn die Mutter nicht mehr da ist.

Bei diesen Überlegungen ist, wenn auch getarnt, die Aggressivität der Patientin (in Form von Todeswünschen) in die Behandlung gekommen.

Zwischenüberlegungen

Bisher ist deutlich geworden, daß die Patientin neben ihren Verpflichtungsgefühlen eine Gefügigkeitshaltung aufweist, die sie auf jede Art von Aggressivität im weitesten Sinn des Wortes verzichten läßt. Es wird evident, daß die Durchsetzungsfähigkeit eigener oral aggressiver Wünsche gestört ist.

In der weiteren Arbeit wenden wir uns den Träumen der Patientin zu. Die Patientin berichtet, daß sie seit ihrer Jugendzeit einen immer wiederkehrenden Traum hat: Sie spielt als 7- bis 8jährige zusammen mit anderen Kindern in einer Sandgrube Indianer. Beim Herumtollen geraten sie in eine Höhle. Während des Spiels verschütten Sandmassen unbemerkt den Eingang, jedoch ohne daß der Hohlraum von dem Sand angefüllt wird. Die Patientin berichtet von einem merkwürdigen Gefühl im Traum, das sowohl ihre Angst und ihr Erschrecken, als auch gleichzeitig ein wohliges Geborgenheitsgefühl innerhalb dieser Höhle beinhaltet. Der Traum hat keinen Abschluß; er bricht einfach ab. Seit der Jugendzeit der Patientin wiederholt sich dieser Traum in Abständen.

In den Einfällen dazu berichtet sie, daß die anderen Kinder weder Jungen noch Mädchen sind, sondern eben Kinder, sozusagen Neutren. Die Kinder erinnern sie auch nicht an ganz bestimmte Freundinnen oder Freunde, sondern sie sind einfach nur Spielgefährten. Sie meint, es könne sich auch um ihre Geschwister handeln.

Zu der Sandgrube bringt sie keine Einfälle, sie will diese allegorisch verstanden wissen. Sand sei die Unsicherheit, auf der man nicht bauen könne, Sand sei etwas, was zwischen den Fingern zerrinne, das unablässig riesele, wie in einer Sanduhr. Schließlich fällt ihr der Roman *Vom Winde verweht* ein, den sie einmal in der BRD gelesen hat. Auch zur Höhle hat sie keine konkrete Erinnerung. Die Höhle scheint vielmehr ein ambivalent erlebtes Gefühl auszudrücken. In der Höhle fühlt sie sich geborgen wie zu Hause. Gleichzeitig erlebt sie Erschrekken und eine unbestimmte Angst, da der Eingang der Höhle verschüttet ist. Auffälligerweise geht die Patientin gar nicht auf das Aggressive im Indianerspiel ein. Eine Auseinandersetzung mit der Triebdynamik des Traumes findet demzufolge auf der Bewußtseinsebene nicht statt. Für mich überlege ich, daß das Kriegerische, und damit das Aggressive im Indianerspiel, schließlich zur Verschüttung in einer Höhle führt. Aggressivität wird vermutlich als gefährlich, bedrohlich, lebensbedrohend erlebt. Mir erscheint es jedoch nicht ratsam, den Triebkonflikt direkt anzusprechen, sondern ich registriere lediglich die allegorische Interpretation der Patientin, die den Traum zur Hoffnungslosigkeit ihrer Situation in Beziehung setzt. Während anfänglich die Patientin den Traum mehrfach, zuletzt mit tränenerstickter Stimme berichtet, teilt sie später mit, daß sie während der Behandlung einen anderen Traum erlebt habe. Sie habe sich im Traum als großen, bunten Schmetterling erlebt. Es seien jedoch schwarze Vögel gekommen, die für den Schmetterling bedrohlich wurden.

Zu dieser Zeit beschließen wir gemeinsam, die weitere Traumbearbeitung zurückzustellen und wenden uns der Arbeit an und in der Übertragung zu.

Ich versuche, die Patientin zu ermuntern, mir mitzuteilen, wie sie mich und mein Vorgehen in der gemeinsamen Arbeit der Kurzpsychotherapie erlebt. Der maßlosen Überzeichnung der Patientin versuche ich, mein Verhalten in der Realität entgegenzusetzen. Nur widerwillig scheint sie meine menschlichen Eigenschaften zu akzeptieren. Es fällt dabei auf, daß sie nichts Männliches in mir sehen kann. Stelle ich vielleicht für sie die gute Mutter dar?

Um die Übertragung sich nicht ausweiten zu lassen, entschließe ich mich, in Abwandlung eines analytischen Vorgehens im engeren Sinn, der Patientin etwas aus der Realität mitzuteilen. Die Patientin erfährt, daß ich verheiratet bin und meine Frau in gleicher Weise tätig ist wie ich. (Mich bewegt dabei die Überlegung, daß die Patientin akzeptieren soll, daß erwachsene Menschen verheiratet und Partnerbeziehungen eingegangen sind.)

Die Enttäuschungsreaktion der Patientin auf meine sie frustrierende Haltung führt dazu, daß sie sich intensiv einer anderen Patientin zuwendet, die ca. 10 Jahre älter ist als sie und wegen Alkoholabhängigkeit in Behandlung steht.

Es ist auch in der Rückschau mehr als auffällig, daß die Patientin sich wiederum einer alkoholkranken, mütterlichen Vertrauensperson zuwendet. Die Parallelität zwischen dieser anderen Patientin und der Mutter der Patientin ist evident, zumal diese andere Patientin ebenso wie die Mutter der Patientin alleinstehend ist.

Während der ganzen weiteren Behandlung bleibt die enge Beziehung zwischen der hier geschilderten und der alkoholkranken Patientin bestehen. (Im Sinne des von Freud angegebenen Wiederholungszwangs hat die Patientin sich eine Situation konstelliert, die ihrer häuslichen Atmosphäre entspricht.) Wir haben die Beziehung zwischen diesen beiden Patientinnen zum Gegenstand unserer Arbeit in der Kurzpsychotherapie gemacht. Dabei fiel eine homoerotische bzw. lesbische Komponente auf.

Die Bearbeitung der Beziehung zwischen ihr und der alkoholkranken Patientin löst jedesmal ebenso Angst aus, wie zuvor die Berührung des Konflikts. Da schon durch die Kliniksituation die Möglichkeit gegeben ist, daß die Patientin jederzeit den Therapeuten erreichen kann, allerdings ohne, daß sie von der Möglichkeit mehr als ein einziges Mal, sozusagen als Testfall, Gebrauch macht, kann die Patientin diese Angst aushalten.

In verschiedenen weiteren Etappen wird v. a. die Übertragung bearbeitet und auch die auftretende Angst mit in die Behandlung einbezogen. Zwischendurch werden durch die medizinische Universitätsklinik in größeren Abständen internistische Untersuchungen durchgeführt. Diese körperlichen Untersuchungen haben – psychologisch interpretiert – u. a. die Aufgabe, die Patientin von dem Fortschreiten ihrer Besserung auf der somatischen Ebene zu überzeugen.

Allmählich vergrößern wir die Intervalle zwischen den einzelnen Begegnungen und setzen den Schluß der Behandlung nach 5½ Monaten Dauer Kurzpsychotherapie fest. Zu dieser Zeit hat die Patientin ihre Durchfälle vollkommen verloren. (Die artifiziell herbeigeführte Blaufärbung des Gesichts ist bereits seit der Übernahme in die Kurzpsychotherapie nicht mehr aufgetreten.) Alle Blutwerte, insbesondere der Kaliumspiegel, haben sich normalisiert (anfänglich waren zusätzlich Kalinor-Brausetabletten gegeben worden). Die Stühle sind fest geworden und es ist eine Gewichtszunahme von 10 kg erfolgt.

Zum Abschluß der kurzpsychotherapeutischen Behandlung teile ich der Patientin mit, daß ich in ihre Entscheidung, nach Hause zurückzukehren oder im Westen zu verbleiben, nicht eingreifen werde. Die Patientin erwidert, daß sie auf jeden Fall in die DDR zurückkehren werde. Sie fragt, ob sie brieflich den Kontakt mit mir aufrechterhalten kann. Ich stimme zu und die Patientin reist zu ihrer Mutter zurück.

Sie hat in ihrer Heimat aus eigener Initiative eine Halbtagsstellung in ihrem Beruf als MTA trotz ihrer Berentung angenommen und in zweimonatlichen Abständen Berichte an mich geschickt. Sie schrieb u. a., daß sie vermute, daß der Therapeut ihr nicht antworten werde.

Ein Jahr später sucht mich die Patientin anläßlich eines Besuchs bei ihrem Bruder wieder auf und teilt mit, daß sie rezidivfrei geblieben sei. In der weiteren Nachbeobachtungszeit ist die Patientin weiterhin durchfallsfrei geblieben, obwohl von einer Ausheilung im engeren Sinne nicht gesprochen werden kann. Immerhin hat die Patientin sich insofern einen eigenen Lebensraum geschaffen, als sie jetzt einer Halbtagsstellung nachgeht. Das Ergebnis der Kurzpsychotherapie ist sicherlich nicht voll befriedigend, jedoch hat die Patientin gelernt, mit ihren Konflikten unter Verzicht auf ihre Symptomatik zu leben.

Zu Beginn der Behandlung war sie in einem bedrohlichen Zustand gewesen, aus dem sie durch die internistischen Bemühungen und durch die Kurzpsychotherapie herausgefunden hat.

In der Rückschau sind einige theoretische Überlegungen für die Behandlung zukünftiger Colitis-ulcerosa-Fälle von Bedeutung. Dazu rufen wir uns folgende psychologische Tatsachen ins Gedächtnis: Eine Neurose im engeren Sinn scheint bei der Patientin nicht vorzuliegen. Die Charakterstruktur ist gekennzeichnet durch eine Gefügigkeitshaltung und durch das Fehlen aller aggressiven Gefühle. Es wird deutlich, daß eine oral fordernde Haltung der Patientin nicht möglich ist. Als gestörten Trieb sehen wir den analen an. Die Triebabwehr geschieht dabei auf dem Weg ihrer Gefügigkeitshaltung unter Verzicht auf eigene Wünsche. Die Patientin hat die gefährlichen Objekte, die böse Mutter, introjiziert. Dabei hat sie die Aggression in Form der Colitis ulcerosa gegen sich selbst gerichtet. An gesunden Persönlichkeitsanteilen ist der Patientin immerhin soviel verblieben, daß sie einmal jährlich in die BRD zu ihrem Bruder zu fahren in der Lage ist. Auch ist in ihren Artefakten ihre Fähigkeit deutlich geworden, Objekte außerhalb ihrer selbst wahrzunehmen und insofern anzuerkennen, als die Artefakte eine Form des Appells an die Außenwelt darstellen.

Ich verwendete in der Therapie die gesund gebliebenen Persönlichkeitsanteile, nämlich ihre Fähigkeit, sich zeitweise von ihrer gefährlichen Dualunion absetzen zu können, um die Abwehr zu unterlaufen. Dabei war besonders günstig, daß die Verantwortung für den körperlichen Bereich auf die Internisten übergegangen war. Eine psychotherapeutische Behandlung in der Nähe ihres Heimatortes, sozusagen ständig in Gegenwart der Mutter und damit unter dem Druck ihrer Verpflichtungsgefühle, wäre sicherlich sehr viel schwerer gewesen.

Einige Grundsatzüberlegungen zur Colitis-ulcerosa-Theorie und -Therapie seien noch angeschlossen. Sullivan (zit. nach Alexander 1971, S. 88) gibt für die auslösende Situation an, daß der Patient in eine Einpassungssituation verwickelt ist, die ihm als Individuum Schwierigkeit macht und die er mit Spannung und Angst beantwortet. – Für unsere Patientin hier können wir vermuten, daß ihr Besuch im Westen eine solche Versuchung in einer Einpassungssituation darstellt. – Des weiteren schreibt Alexander (1971): „Das erste Symptom der Colitis ulcerosa tritt häufig dann in Erscheinungen, wenn der Patient einer Lebenssituation gegenübersteht, die irgendeine außerordentliche Leistung von ihm fordert, der er sich nicht gewachsen fühlt." Wir erinnern uns, daß die Patientin 1968 nach dem Anschluß an eine Faschingsfeier erkrankte, als ihr vermutlich erstmals bewußt wurde, daß die Hinwendung zu ihrem Freund die Trennung von der Mutter nach sich ziehen wird. Die Verpflichtung der Mutter gegenüber ist aber gerade das, was die Patientin nicht aufgeben kann. (Ich vermute, daß diese Verpflichtung auf folgendem beruht: Die Patientin hatte der Mutter gegenüber mörderische Vernichtungswünsche, die sie sich jedoch in gar keiner Weise eingestehen kann. Zur Wiedergutmachung dieser tödlichen Wünsche ist die Patientin diese Verpflichtung eingegangen.)

F. Alexander schreibt weiter, daß wir uns das spezifische dynamische Grundschema bei der Diarrhö ungefähr folgendermaßen vorstellen müssen: „Versagung oral abhängiger Wünsche wird zu oral aggressiver Reaktion, diese führt zu Schuldgefühlen, daraus entsteht Angst, die zu Überkompensation der oralen Aggression durch den Drang zu schenken (Wiedergutmachung) und zu vollbringen, führt. Daraus entsteht Hemmung und Fehlschlag der Bemühung zu geben und zu vollbringen; diese führt zu Diarrhö." Ich nehme an, daß die vorliegende Krankheitsgeschichte als Illustration für die Überlegungen von Alexander dienen kann.

Übersetzt man die Gedankengänge von Alexander auf unsere Patientin, so heißt das etwa: In der Versuchungssituation (der Bekanntschaft mit dem Freund) mußte sie ihre oral abhängigen Wünsche (in der Dualunion mit der Mutter) aufgeben, was sie infolge ihrer Charakterstruktur nicht konnte. Dabei entstand eine oral aggressive Reaktion (in Form von Todeswünschen gegen die Mutter), die Schuldgefühle und Angst auslösten. Daher Verpflichtungsgefühle und der Drang zu schenken. Sobald sie jedoch anfängt, sich ein eigenes Leben aufzubauen oder zur Befriedigung eigener Wünsche in den Westen zu fahren, bedeutet das für die Patientin eine Hemmung der Bemühungen zu schenken. Das aber führte zu den Durchfällen.

Für die Richtigkeit dieser Überlegungen spricht außerdem eine Episode, die oben noch nicht erwähnt wurde: Zu Beginn der kurzpsychotherapeutischen Behandlung stahl die Patientin in einem Kaufhaus kleinere Artikel, die sie ihrer Mutter als Geschenk mit in die DDR nehmen wollte. Sie ließ sich dabei ertappen (wahrscheinlich infolge ihrer Schuldgefühle). Das Gerichtsverfahren wurde wegen Geringfügigkeit eingestellt.

Rückblickend und vielleicht auch als Rechtfertigung für die Aufzeichnung dieses „Falles" möchte ich noch einmal folgendes verdeutlichen:

Die Patientin kam als Notfall. Die Internisten der medizinischen Klinik zogen mich hinzu, weil etwas geschehen mußte, damit sie reisefähig wurde. Ich konnte also nicht darauf verweisen, daß die Patientin warten müsse, bis irgendwo irgendwann ein Analyseplatz frei werden würde. Damit befand ich mich in der mir vertrauten Situation eines Schiffsarztes, der sich plötzlich weitab auf hoher See einem perforierten Blinddarm gegenübersieht. Hier und dort ist mir bewußt, was „eigentlich" zu geschehen hätte. Da dieses „Eigentliche" aber nicht möglich war (und wahrscheinlich in naher Zukunft öfters noch nicht möglich sein wird), so mußte und muß zu Palliativmaßnahmen gegriffen werden. Diese stellen nicht die beste Therapie dar, aber oftmals die z. Z. einzig mögliche. So fasse ich auch die Kurzpsychotherapie auf analytischer Grundlage auf.

In der täglichen Sprechstunde ist dem Heer der Leidenden wenig damit gedient, wenn sie hören: Bedaure, alle Analyseplätze sind auf Jahre hinaus besetzt. Ich wollte diejenigen Kollegen ermutigen, die sich – gemeinsam mit ihren Patientin – dem Problem der fehlenden Analyseplätze gegenübersehen. Um das Leben ihrer Patienten zu erleichtern, und oftmals sogar ein Überleben erst zu ermöglichen, ist Symptomminderung bzw. -beseitigung ein durchaus lohnenswertes Ziel. Auch Freud hat bekanntlich eingeräumt, daß in der Therapie das Gold der Analyse mit dem Kupfer der Suggestion legiert werden müsse. Es ist meine Hoffnung, daß in der Kurztherapie auf analytischer Grundlage so viele von Freuds Erkenntnissen wirksam werden, wie unter dem Druck der äußeren Verhältnisse und in Anbetracht der Kürze der zur Verfügung stehenden Zeit möglich ist!

Kurzpsychotherapie soll weniger als technische Handlungsanweisung verstanden werden, sondern als Versuch eines Verstehensprozesses aufgrund der Beobachtung von Interaktionen im „Hier und Jetzt" zwischen Patient und Arzt. Um die Installation eines vom Patienten ausgehenden Interaktionsprozesses zu ermöglichen, sind folgende Schritte wünschenswert:

1) Die Erstbegegnung zwischen Patient und Arzt soll situativ vom Patienten her bestimmt werden, damit sich die „szenische Funktion des Ichs" (Argelander 1970) entfalten kann.

   Dieser Schritt hat für den Therapeuten diagnostischen Wert hinsichtlich der Charakterstruktur des Patienten und therapeutischen Wert für den Kranken, falls der Arzt in der vom Patienten gestalteten Situation die ihm zugewiesene Rolle *nicht* übernimmt, sondern statt dessen den Wiederholungscharakter der Situation transparent macht.

2) Nach der Erstbegegnung, die auf der Wortebene die Schilderung der Beschwerden zum Gegenstand der gemeinsamen Betrachtung hat, soll der Beginn der Hauptsymptomatik zeitlich abgegrenzt werden. Durch freie Schilderung der inneren und äußeren Situation des Patienten in den letzten 3–6 Monaten *vor* Ausbruch der ersten Symptomatik soll der Versuch gemacht werden, hypothetisch eine „Versuchungs- und Versagungssituation" zu postulieren, und diese soll dem Patienten gegenüber als Verstehensangebot unterbreitet werden.

   Die Fähigkeit des Therapeuten, eine solche auslösende Situation nicht nur als Konstrukt, sondern als Ergebnis eines intra- und interpersonellen Verstehensprozesses mitteilbar machen zu können, und die Bereitschaft des Patienten, auf dieses Angebot einzugehen, entscheiden darüber, ob *dieser* Patient durch *diesen* Therapeuten im Rahmen einer Kurzpsychotherapie zu behandeln ist oder nicht.

3) Die therapeutischen Schritte nach der Erstbegegnung und der Erhellung der auslösenden Situation sollen der Schilderung der biographischen Anamnese dienen, jedoch nicht mit dem Ziel, Vollständigkeit zu erreichen, sondern um die Verknüpfung einzelner psychogenetischer Belastungen mit aktuellen Konfliktsituationen deutlich zu machen.

4) In Abweichung von der großen Analyse sind Übertragungsphänomene sofort als solche anzusprechen in der Absicht, eine Ausweitung der Übertragung zu verhindern. Statt dessen soll in einem Verstehensprozeß zwischen Patient und Arzt die Beziehung des aktuellen Beschwerdebildes zur auslö-

senden Situation, zu speziellen Punkten der Psychogenese und vor allem aber zur aktuellen Patienten-Arzt-Begegnung relevant und transparent gemacht werden.

5) Durch ein Oszillieren zwischen den 4 Ebenen, *Beschwerdebild, auslösende Situation, Psychogenese und aktuelle Patienten-Arzt-Situation,* wird diejenige Psychodynamik deutlich, die das Symptom unterhält. Sie ist identisch mit dem Fokus der Behandlung.

6) In weiteren Sitzungen werden mögliche Konfliktlösungen (evtl. anhand von Fremdbeispielen) durchphantasiert. Unter dem „Schutz" der Therapie und des Therapeuten kann oftmals der Patient die eine oder andere Konfliktlösung in der Realität auch „ausprobieren".

7) Die Beendigung der Behandlung soll nicht vom Verschwinden der Symptomatik abhängig gemacht werden, sondern vom veränderten Patientenverständnis für den Fokus, ausgedrückt und „ablesbar" am veränderten Patienten-Arzt-Verhältnis im Vergleich zur Situation der Erstbegegnung.

7 Literatur

Alexander F (1971) Psychosomatische Medizin. De Gruyter, Berlin New York
Argelander H (1970) Das Erstinterview. Wissenschaftliche Buchgesellschaft, Darmstadt
Balint M (1957) Der Arzt, sein Patient und die Krankheit. Klett, Stuttgart
Balint M (1969) Die Urformen der Liebe und die Technik der Psychoanalyse. Fischer, Frankfurt/M Hamburg
Balint M, Balint E (ohne Jahreszahl) Psychotherapeutische Techniken in der Medizin. Huber, Bern, Klett, Stuttgart
Balint M, Ornstein PH, Balint E (1976) Fokaltherapie. Suhrkamp, Frankfurt/M
Bally G (1969) Einführung in die Psychoanalyse Sigmund Freuds. Rowohlt, Hamburg
Boss M (1954) Einführung in die psychosomatische Medizin. Huber, Bern Stuttgart
Bräutigam W (1969) Reaktionen – Neurosen – Psychopathien. Thieme, Stuttgart New York
Clyne MB (1964) Der Anruf bei Nacht. Huber, Bern, Klett, Stuttgart
Cooper D (1971) Psychiatrie und Anti-Psychiatrie. Suhrkamp, Frankfurt/M
Cremerius J (1951) Psychotherapie als Kurzbehandlung in der Sprechstunde. Lehmanns, München
Cremerius, J (1968) Die Prognose funktioneller Syndrome. Enke, Stuttgart
Delius L, Fahrenberg J (1966) Psychovegetative Syndrome. Thieme, Stuttgart New York
Greenson RR (1973) Technik und Praxis der Psychoanalyse, Bd I. Klett, Stuttgart
Fenichel O (1967) Hysterien und Zwangsneurosen. Wissenschaftliche Buchgesellschaft, Darmstadt
Fenichel O (1967) Perversionen, Psychosen, Charakterstörungen. Wissenschaftliche Buchgesellschaft, Darmstadt
Freud A (1958) Das Ich und die Abwehrmechanismen. Imago, London
Freud S (1955) Gesammelte Werke, Bd I–XVII. Imago, London
Furrer W (1969) Objektivierung des Unbewußten. Huber, Bern Stuttgart Wien
Göppert H (1968) Das Ich. Lehmanns, München
Görres A (1964) Ärztliche Psychotherapie und psychosomatische Medizin. Steiner, Wiesbaden
Horney K (1954) Unsere inneren Konflikte. Klipper, Stuttgart
Jores A (1961) Vom kranken Menschen. Thieme, Stuttgart New York
Kuiper PC (1966) Die seelischen Krankheiten des Menschen. Huber, Bern, Klett, Stuttgart
Kutter P (1984) Psychoanalyse in der Bewährung. Fischer Taschenbuch Verlag, Frankfurt/M
Loch W (1965) Voraussetzungen, Mechanismen und Grenzen des psychoanalytischen Prozesses. Huber, Bern Stuttgart
Loch W (1967) Die Krankheitslehre der Psychoanalyse. Hinzel, Stuttgart
Malan DH (1965) Psychoanalytische Kurztherapie. Huber, Bern, Klett, Stuttgart
Mitscherlich A (1962) Krankheit als Konflikt. Suhrkamp, Frankfurt/M
Nunberg H (1959) Allgemeine Neurosenlehre – aus psychoanalytischer Grundlage. Huber, Bern Stuttgart
Richter HE (1970) Patient Familie. Rowohlt, Hamburg
Richter HE, Beckmann D (1969) Herzneurose. Thieme, Stuttgart
Riemann F (1969) Fortschritte der Psychoanalyse, Bd 1. Hogrefe, Göttingen
Schultz-Hencke H (1951) Lehrbuch der analytischen Psychotherapie. Thieme, Stuttgart New York

Thomä H (1981) Schriften zur Praxis der Psychoanalyse. Vom spiegelnden zum aktiven Psychoanalytiker. Suhrkamp, Frankfurt am Main
Uexküll T von (1963) Grundfragen der psychosomatischen Medizin. Rowohlt, Hamburg
Waelder R (1963) Die Grundlagen der Psychoanalyse. Huber, Bern, Klett, Stuttgart
Waelder R (1969) Die Grundlagen der Psychoanalyse. Fischer, Frankfurt/M Hamburg
Wolberg LR (1983) Kurzzeitpsychotherapie. Thieme, Stuttgart New York